国家卫生和计划生育委员会"十二五"规划教材

全国中等卫生职业教育教材

供护理、助产专业用　　　　　　第 3 版

病理学基础

主　编　张军荣　杨怀宝

副主编　韦义萍　黄晓红

编　者（以姓氏笔画为序）

韦义萍（广西医科大学护理学院）

王占欣（许昌学院）

李　萌（西安市卫生学校）

杨怀宝（云南省大理卫生学校）

汪晓庆（安徽医学高等专科学校）

张军荣（甘肃卫生职业学院）

张春雨（甘肃卫生职业学院）（兼秘书）

陈永林（兰州大学第一医院）

陈桂军（锦州市卫生学校）

周　璐（重庆市医药卫生学校）

黄晓红（山东省莱阳卫生学校）

人民卫生出版社

图书在版编目（CIP）数据

病理学基础/张军荣,杨怀宝主编.—3 版.—北京：
人民卫生出版社,2015

ISBN 978-7-117-20719-5

Ⅰ.①病… Ⅱ.①张…②杨… Ⅲ.①病理学-医学
院校-教材 Ⅳ.①R36

中国版本图书馆 CIP 数据核字（2015）第 092142 号

| 人卫社官网 | www.pmph.com | 出版物查询，在线购书 |
| 人卫医学网 | www.ipmph.com | 医学考试辅导，医学数据库服务，医学教育资源，大众健康资讯 |

病理学基础
第 3 版

主　　编：张军荣　杨怀宝
出版发行：人民卫生出版社（中继线 010-59780011）
地　　址：北京市朝阳区潘家园南里 19 号
邮　　编：100021
E - mail：pmph @ pmph.com
购书热线：010-59787592　010-59787584　010-65264830
印　　刷：三河市宏达印刷有限公司（胜利）
经　　销：新华书店
开　　本：787×1092　1/16　　印张：13
字　　数：324 千字
版　　次：2002 年 1 月第 1 版　　2015 年 6 月第 3 版
　　　　　2023 年 1 月第 3 版第 14 次印刷（总第 52 次印刷）
标准书号：ISBN 978-7-117-20719-5/R·20720
定　　价：37.00 元

出 版 说 明

为全面贯彻党的十八大和十八届三中、四中全会精神,依据《国务院关于加快发展现代职业教育的决定》要求,更好地服务于现代卫生职业教育快速发展的需要,适应卫生事业改革发展对医药卫生职业人才的需求,贯彻《医药卫生中长期人才发展规划(2011—2020年)》《现代职业教育体系建设规划(2014—2020年)》文件精神,人民卫生出版社在教育部、国家卫生和计划生育委员会的领导和支持下,按照教育部颁布的《中等职业学校专业教学标准(试行)》医药卫生类(第一辑)(简称《标准》),由全国卫生职业教育教学指导委员会(简称卫生行指委)直接指导,经过广泛的调研论证,启动了全国中等卫生职业教育第三轮规划教材修订工作。

本轮规划教材修订的原则:①明确人才培养目标。按照《标准》要求,本轮规划教材坚持立德树人,培养职业素养与专业知识、专业技能并重,德智体美全面发展的技能型卫生专门人才。②强化教材体系建设。紧扣《标准》,各专业设置公共基础课(含公共选修课)、专业技能课(含专业核心课、专业方向课、专业选修课);同时,结合专业岗位与执业资格考试需要,充实完善课程与教材体系,使之更加符合现代职业教育体系发展的需要。在此基础上,组织制订了各专业课程教学大纲并附于教材中,方便教学参考。③贯彻现代职教理念。体现“以就业为导向,以能力为本位,以发展技能为核心”的职教理念。理论知识强调“必需、够用”;突出技能培养,提倡“做中学、学中做”的理实一体化思想,在教材中编入实训(实践)指导。④重视传统融合创新。人民卫生出版社医药卫生规划教材经过长时间的实践与积累,其中的优良传统在本轮修订中得到了很好的传承。在广泛调研的基础上,修订教材与新编教材在整体上实现了高度融合与衔接。在教材编写中,产教融合、校企合作理念得到了充分贯彻。⑤突出行业规划特性。本轮修订紧紧依靠卫生行指委,充分发挥行业机构与专家对教材的宏观规划与评审把关作用,体现了国家规划教材一贯的标准性、权威性、规范性。⑥提升服务教学能力。本轮教材修订,在主教材中设置了一系列服务教学的拓展模块;此外,教材立体化建设水平进一步提高,根据专业需要开发了配套教材、网络增值服务等,大量与课程相关的内容围绕教材形成便捷的在线数字化教学资源包,为教师提供教学素材支撑,为学生提供学习资源服务,教材的教学服务能力明显增强。

人民卫生出版社作为国家规划教材出版基地,获得了教育部中等职业教育专业技能课教材选题立项24个专业的立项选题资格。本轮首批启动了护理、助产、农村医学、药剂、制药技术专业教材修订,其他中职相关专业教材也将根据《标准》颁布情况陆续启动修订。

全国卫生职业教育教学指导委员会

全国中等卫生职业教育"十二五"规划教材目录

护理、助产专业

序号	教材名称	版次	课程类别	所供专业	配套教材
1	解剖学基础 *	3	专业核心课	护理、助产	√
2	生理学基础 *	3	专业核心课	护理、助产	
3	药物学基础 *	3	专业核心课	护理、助产	√
4	护理学基础 *	3	专业核心课	护理、助产	√
5	健康评估 *	2	专业核心课	护理、助产	√
6	内科护理 *	3	专业核心课	护理、助产	√
7	外科护理 *	3	专业核心课	护理、助产	√
8	妇产科护理 *	3	专业核心课	护理、助产	√
9	儿科护理 *	3	专业核心课	护理、助产	√
10	老年护理 *	3	老年护理方向	护理、助产	√
11	老年保健	1	老年护理方向	护理、助产	
12	急救护理技术	3	急救护理方向	护理、助产	√
13	重症监护技术	2	急救护理方向	护理、助产	
14	社区护理	3	社区护理方向	护理、助产	√
15	健康教育	1	社区护理方向	护理、助产	
16	解剖学基础 *	3	专业核心课	助产、护理	√
17	生理学基础 *	3	专业核心课	助产、护理	√
18	药物学基础 *	3	专业核心课	助产、护理	√
19	基础护理 *	3	专业核心课	助产、护理	√
20	健康评估 *	2	专业核心课	助产、护理	√
21	母婴护理 *	1	专业核心课	助产、护理	√

续表

序号	教材名称	版次	课程类别	所供专业	配套教材
22	儿童护理*	1	专业核心课	助产、护理	√
23	成人护理(上册)—内外科护理*	1	专业核心课	助产、护理	√
24	成人护理(下册)—妇科护理*	1	专业核心课	助产、护理	√
25	产科学基础*	3	专业核心课	助产	√
26	助产技术*	1	专业核心课	助产	√
27	母婴保健	3	母婴保健方向	助产	√
28	遗传与优生	3	母婴保健方向	助产	
29	病理学基础	3	专业技能课	护理、助产	√
30	病原生物与免疫学基础	3	专业技能课	护理、助产	√
31	生物化学基础	3	专业技能课	护理、助产	
32	心理与精神护理	3	专业技能课	护理、助产	
33	护理技术综合实训	2	专业技能课	护理、助产	√
34	护理礼仪	3	专业技能课	护理、助产	
35	人际沟通	3	专业技能课	护理、助产	
36	中医护理	3	专业技能课	护理、助产	
37	五官科护理	3	专业技能课	护理、助产	√
38	营养与膳食	3	专业技能课	护理、助产	
39	护士人文修养	1	专业技能课	护理、助产	
40	护理伦理	1	专业技能课	护理、助产	
41	卫生法律法规	3	专业技能课	护理、助产	
42	护理管理基础	1	专业技能课	护理、助产	

农村医学专业

序号	教材名称	版次	课程类别	配套教材
1	解剖学基础 *	1	专业核心课	
2	生理学基础 *	1	专业核心课	
3	药理学基础 *	1	专业核心课	
4	诊断学基础 *	1	专业核心课	
5	内科疾病防治 *	1	专业核心课	
6	外科疾病防治 *	1	专业核心课	
7	妇产科疾病防治 *	1	专业核心课	
8	儿科疾病防治 *	1	专业核心课	
9	公共卫生学基础 *	1	专业核心课	
10	急救医学基础 *	1	专业核心课	
11	康复医学基础 *	1	专业核心课	
12	病原生物与免疫学基础	1	专业技能课	
13	病理学基础	1	专业技能课	
14	中医药学基础	1	专业技能课	
15	针灸推拿技术	1	专业技能课	
16	常用护理技术	1	专业技能课	
17	农村常用医疗实践技能实训	1	专业技能课	
18	精神病学基础	1	专业技能课	
19	实用卫生法规	1	专业技能课	
20	五官科疾病防治	1	专业技能课	
21	医学心理学基础	1	专业技能课	
22	生物化学基础	1	专业技能课	
23	医学伦理学基础	1	专业技能课	
24	传染病防治	1	专业技能课	

药剂、制药技术专业

序号	教材名称	版次	课程类别	配套教材
1	基础化学 *	1	专业核心课	
2	微生物基础 *	1	专业核心课	
3	实用医学基础 *	1	专业核心课	
4	药事法规 *	1	专业核心课	
5	药物分析技术 *	1	专业核心课	
6	药物制剂技术 *	1	专业技能课	
7	药物化学 *	1	专业技能课	
8	会计基础	1	专业技能课	
9	临床医学概要	1	专业技能课	
10	人体解剖生理学基础	1	专业技能课	
11	天然药物学基础	1	专业技能课	
12	天然药物化学基础	1	专业技能课	
13	药品储存与养护技术	1	专业技能课	
14	中医药基础	1	专业核心课	
15	药店零售与服务技术	1	专业技能课	
16	医药市场营销技术	1	专业技能课	
17	药品调剂技术	1	专业技能课	
18	医院药学概要	1	专业技能课	
19	医药商品基础	1	专业核心课	
20	药理学	1	专业技能课	

注：1. * 为"十二五"职业教育国家规划教材。

2. 全套教材配有网络增值服务。

护理专业编写说明

根据教育部的统一部署，全国卫生职业教育教学指导委员会组织全国百余所中等卫生职业教育相关院校，进行了全面、深入、细致的护理专业岗位、教育调查研究工作，制订了护理专业教学标准。标准颁布后，全国卫生行指委全力支持人民卫生出版社规划并出版助产专业国家级规划教材。

本轮教材的特点是：①体现以学生为主体、"三基五性"的教材建设与服务理念：注重融传授知识、培养能力、提高素质为一体，重视培养学生的创新、获取信息及终身学习的能力，注重对学生人文素质的培养，突出教材的启发性。②满足中等卫生职业教育护理专业的培养目标要求：坚持立德树人，面向医疗、卫生、康复和保健机构等，培养从事临床护理、社区护理和健康保健等工作，德智体美全面发展的技能型卫生专业人才。③有机衔接高职高专护理专业教材：在深入研究人卫版三年制高职高专护理专业规划教材的基础上确定了本轮教材的内容及结构，为建立中高职衔接的立交桥奠定基础。④凸显护理专业的特色：体现对"人"的整体护理观、"以病人为中心"的优质护理指导思想；护理内容按照护理程序进行组织，教材内容与工作岗位需求紧密衔接。⑤把握修订与新编的区别：本轮教材是在"十一五"规划教材基础上的完善，因此继承了上版教材的体系和优点，同时注入了新的教材编写理念、创新教材编写结构、更新陈旧的教材内容。⑥整体优化：本套教材注重不同层次之间，不同教材之间的衔接；同时明确整体规划，要求各教材每章或节设"学习目标""工作情景与任务"模块，章末设"思考题或护考模拟"模块，全书末附该课程的实践指导、教学大纲、参考文献等必要的辅助内容。⑦凸显课程个性：各教材根据课程特点选择性地设置"病案分析""知识窗""课堂讨论""边学边练"等模块，50学时以上课程编写特色鲜明的配套学习辅导教材。⑧立体化建设：全套教材创新性地编制了网络增值服务内容，每本教材可凭封底的唯一识别码进入人卫网教育频道（edu.ipmph.com）得到与该课程相关的大量的图片、教学课件、视频、同步练习、推荐阅读等资源，为学生学习和教师教学提供强有力的支撑。⑨与护士执业资格考试紧密接轨：教材内容涵盖所有执业护士考点，且通过章末护考模拟或配套教材的大量习题帮助学生掌握执业护士考试的考点，提高学习效率和效果。

全套教材共29种，供护理、助产专业共用。全套教材将由人民卫生出版社于2015年7月前分两批出版，供全国各中等卫生职业院校使用。

前　言

全国中等卫生职业教育卫生部"十一五"规划教材《病理学基础》第2版，自2008年再版至今，以较好的编写质量，良好地满足了教师教学和学生学习的需求。但是，根据对此版《病理学基础》的使用调研意见反馈：①黑白印刷缺陷；②图片数量少，且缺少图片标识和描述缺陷；③编写内容过多，教学时数明显不足缺陷，诸如：第2版教材第六章常见疾病和第七章传染病，编写17种（类）疾病，学时数8学时，第八至第十五章编写8章12个病理生理学内容，时数12学时。启动修订工作已十分必要。

本次修订继续坚持"三基"（基本理论、基本知识、基本技能）、"五性"（思想性、科学性、先进性、启发性、适用性）和"三特定"（特定对象、特定要求、特定限制）的编写指导宗旨，在第2版《病理学基础》的基础上，主要参考了人民卫生出版社出版的中职、高职、专科及本科《病理学》、《病理生理学》规划教材，亦参考了其他出版社的相关教材。以对接职业标准和岗位规范，紧贴岗位工作过程为核心，以专业技术应用能力和职业素养为主线，研究专业基础课服务专业课的教学内容选择和配置。编写目标是构建学生合理的知识结构和能力结构。

第3版《病理学基础》特色为：①精心构架教材的编写内容，删除上版教材中非常见重要疾病及学习认知难度大并与岗位工作需求低的病理生理学内容，共编写12种（类）常见疾病和传染病，编写6个病理生理学内容。②精心选择和组合及标识插图。③精心设计简洁和对比性及表达更清晰的表格与模式图。④精心设置Box，增加了增添学习兴趣和拓宽知识面的"学习目标"、"临床情景与学习导入"、"历史长廊""知识拓展""生活中的病理知识"模块。⑤精心安排编写附章"病理学基本检验技术"，介绍了"病理大体标本制作福尔马林固定技术、石蜡组织制片技术，苏木精-伊红普通染色技术"，以丰富学习的底蕴知识。教材的编写力图创新教材的呈现形式，教材富于生活化、情景化、动态化和形象化。

在本轮次教材的修订编写过程中，编写组全体人员对教材的编写完成付出了辛勤工作，在此特别致以感谢！

在本书付梓之际，回顾编写过程，深感编写能力及水平有限，还存在很多不尽如人意之处，敬请各位读者和同道不吝赐教。

张军荣　杨怀宝

2015 年 5 月

目 录

第一章 导 论

学习目标

1. 培养关爱生命、关注健康与疾病;培养严谨认真的学习和科学研究态度。
2. 掌握病理学、病理生理学、疾病和病理过程的概念;病理学的研究方法。
3. 熟悉病理学的内容及在医学中的地位;疾病的共同规律及经过与转归;病理生理学的地位及学习方法。
4. 了解疾病的原因和基本机制。
5. 学会应用人体病理学研究方法,进行疾病问题认知与判断。

《病理学基础》包括病理学和病理生理学两大部分,传统上,病理学称为病理解剖学。病理学主要侧重从形态结构变化的角度观察和研究疾病,并联系疾病时机体代谢和功能的变化,进一步研究疾病的病因、发病机制以及病变与临床表现的关系。病理生理学主要侧重从功能和代谢的角度观察和研究疾病。二者相辅相成、联系密切。

第一节 病理学绪论

临床情景与学习导入

情景回放:

小马,女性,35岁,单位组织健康体检,体检报告结果写有一项诊断:子宫颈刮片检查:检见细胞异型性,建议复查。随后小马到医院复查,医生给予局部切取子宫颈组织,将切除组织送病理科做病理检验。病理检验诊断:子宫颈上皮中度异型增生,建议随访。

思考任务:

1. 医生为什么局部切取小马的子宫颈组织?
2. 病理检验诊断属于什么性质的诊断?
3. 你了解医院病理科吗?

病理学(pathology)是研究疾病的病因、发病机制、患病机体在形态结构上的病理变化、结局和转归的一门医学基础学科。病理学学习的目的是通过对上述内容的研究和阐述,认识、掌握疾病的本质和发生发展的规律,为疾病的预防和诊治提供理论基础。

一、病理学的内容

病理学分为总论和各论两部分。本书第二至五章为病理学总论,研究和阐述细胞、组织的适应、损伤与修复、局部血液循环障碍、炎症和肿瘤等,为不同疾病发生发展的共同规律。第六章为病理学各论,汇总介绍了心血管系统、呼吸系统、消化系统及泌尿系统的 10 个常见疾病和 2 个传染病等,研究和阐述的为不同疾病的特殊规律。如病毒性肝炎、肾小球肾炎、大叶性肺炎、细菌性痢疾等,发生炎症性病理过程是这些疾病的共同规律,但由于不同疾病的病因、发病机制、器官形态结构病变特点、转归和临床病理表现等的不同,构成了每一个疾病的特殊规律。

二、病理学在医学中的地位

医学教育地位。病理学是医学基础学科之一,是基础医学和临床医学之间的桥梁学科。学习病理学,需要以解剖学、组织胚胎学、生理学、生物化学、微生物学和免疫学等的学习为基础,而以后学习临床医学课程,如内科学、外科学、妇产科、儿科学等,病理学是学习和学好的基础。

临床诊治地位。病理学诊断是临床上很多疾病诊断的依据,是具有权威的诊断。虽然医学实验室检测、内镜检查、影像学诊断等技术突飞猛进,在疾病的发现和定性上起着重要的作用,但很多疾病,仍然必须有赖于病理学检查才能做出最终诊断,尤其是对于肿瘤的诊断,称之为"肿瘤诊断的金标准"。故有将病理医生称之为"doctor's doctor"(医生的医生),称之为"刀刃上的舞蹈演员"。

医学科学研究地位。几乎所有的医学研究领域都要涉及应用病理学进行研究,如对于心、脑血管疾病及恶性肿瘤等重大疾病的科学研究,无一不涉及病理学内容。应用蛋白质和核酸等分子生物学技术研究疾病发生发展过程的分子病理学,已是一个新兴的分支学科。

总之病理学在医学教育、临床诊治和科学研究上都扮演着极其重要的角色。加拿大籍著名医生和医学教育家 Sir William Osler(1849—1919)曾写到"As is our pathology,so is our medicine"(病理为医学之本)。

三、病理学的研究方法

病理学的研究方法分为以下两类:

(一) 人体病理学诊断和研究方法

1. 尸体剖检(autopsy)　简称尸检,即对死者的遗体进行病理解剖检验,是病理学的基本研究方法之一。主要意义与作用:①查明死亡原因,确定诊断;②协助临床总结诊疗过程中的经验教训,指导临床诊断,促进医疗水平的提高;③及时发现和确诊某些新的疾病、传染病、地方病、流行病等,为疾病的防治措施提供依据;④积累疾病的人体病理资料,收集疾病的病理学教学标本,促进病理学和整个医学的发展。

2. 活体组织检查(biopsy)　简称活检,即通过局部切取、钳取、细针穿刺等手术方法,从活体内获取病变组织进行病理诊断。活检是目前临床病理学研究最常用的方法,是迄今诊断疾病最可靠的方法,特别是对肿瘤良、恶性的鉴别具有十分重要的意义。主要意义与作用:①确定病变性质,了解病变范围,为临床提供可靠诊断,并为治疗方案的选择和预后评估提供依据;②用于在手术中作冷冻切片快速诊断,协助临床医生选择最佳的手术治疗方案;

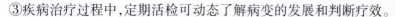

③疾病治疗过程中,定期活检可动态了解病变的发展和判断疗效。

3. 细胞学检查(cytology)　即通过采集病变处的细胞,涂片染色后进行病理诊断。细胞的来源可以是运用各种采集器在食管、女性生殖道等病变部位直接采集脱落的细胞;也可以是分泌物(如痰、前列腺液)、体液(如胸腹腔积液、心包积液)及排泄物(如尿)中的细胞;还可以是通过内镜或用细针穿刺病变部位(如前列腺、肝、肾)等采集的细胞。主要意义与作用:因为方法简单、操作简便,患者痛苦小,广泛用于疾病的普查,如健康普查,特别是肿瘤普查和高危患者的筛选。常用制作切片的方法有刮片(如宫颈刮片)、刷片(如气管刷片)、印片(如皮肤溃疡印片)、涂片(如胸水涂片)等。

(二)　实验病理学研究方法

1. 动物实验　即运用动物实验的方法,在适宜动物身上复制出某些人类疾病的动物模型,进而通过疾病复制过程研究疾病的病因学、发病学、病理改变及疾病的转归。

2. 组织和细胞培养　即将某种组织或单细胞用适宜的培养基在体外培养,研究在各种因子作用下细胞、组织病变的发生和发展及外来因素的影响。

　历史长廊

病理学的发展

1761 年,意大利医生 Morgagni(1682—1771)通过 700 多例尸体解剖,并详细记录了病变器官的肉眼变化之后,认为不同的疾病都是由相应器官的病变引起的,提出了器官病理学概念,由此奠定了医学及病理学发展的基础。1854 年,在光学显微镜的帮助下,德国病理学学家 Rudolf Virchow(1821—1902)创立了细胞病理学,指出"疾病是异常的细胞事件"。

20 世纪 60 年代,电子显微镜技术的问世,使病理形态学研究进入到亚细胞水平。随后 30 余年来,病理学出现了许多新的分支学科,如免疫病理学、分子病理学、遗传病理学和计量病理学等,使得对疾病的研究从器官、组织、细胞和亚细胞水平深入到分子水平,使形态学观察结果从定位、定性走向定量,更具客观性、重复性和可比性。

(张军荣)

第二节　病理生理学绪论

病理生理学(pathophysiology)是研究疾病发生、发展过程中代谢和功能改变的机制及其规律的一门医学基础学科。病理生理学学习的目的,是通过对上述内容的研究和阐述,揭示疾病的本质,为疾病的预防和诊治提供理论和实验依据。

一、病理生理学的内容

本书第七至十章为病理生理学,研究和阐述水、电解质代谢紊乱、发热、缺氧和休克等,主要介绍不同疾病时共同的代谢和功能改变机制和规律。

二、病理生理学的地位

病理生理学是联系基础医学和临床医学的桥梁学科。在学习了正常人体的代谢和功能等知识后,通过学习病理生理学,掌握疾病发生发展时的代谢和功能改变规律和机制,奠定后续临床医学学科学习基础。

临床上,经常需要用病理生理学的知识来分析疾病的相关问题,以指导和改进对疾病的诊治。病理生理学主要讨论患病机体代谢和功能的特点和规律,与生理学(研究正常机体功能)、生物化学(研究正常机体代谢)、病理学(研究患病机体形态结构改变)、内科学和外科学(研究具体疾病的症状、体征和诊治)等课程密切联系。

三、病理生理学的学习方法

病理生理学内容有很强的理论性和逻辑性,初学学习中应注意和把握两个方面。一是掌握重点内容:包括相关概念或定义,病因及发生机制,机体代谢和功能的改变及防治的病理生理学依据。二是体会课程特点:在病理生理学的学习中,要充分运用辩证的思维和方法,在理解的基础上加强记忆;在学习中要善于追根求源,融会贯通。

(杨怀宝)

第三节 疾 病 概 论

一、疾病概述

(一) 疾病的相关概念

疾病(disease)是在一定病因作用下,机体自稳态调节紊乱而导致的异常生命活动过程。正常机体在不断变化的内外环境中,通过神经、体液的调节,使各系统、器官、组织和细胞的功能和代谢维持在正常范围,保持内环境的相对稳定,称为自稳调节下的自稳态。疾病时,机体的自稳态调节功能紊乱,组织细胞形态结构、功能和代谢发生病理和病理生理改变,并表现出症状、体征等临床表现和社会行为的异常。症状是指病人主观上的异常感觉,如头疼、腹痛、鼻塞、恶心、呕吐等。体征是指疾病的客观表现,能用临床检查的方法查出。如体温、脉搏、呼吸、血压等生命体征,如右下腹麦氏点压痛反跳痛是诊断阑尾炎的阳性体征。社会行为异常是指疾病时,出现的正常劳动、人际交往等社会成员活动能力的减弱或丧失。

 知识拓展

健康、亚健康知识多少

传统观念认为不生病便是健康。世界卫生组织(WHO)提出,健康不仅是没有疾病或衰弱现象,而是躯体上、精神上和社会适应上的一种完好状态。健康至少包括健壮的体魄和健全的心理精神状态。

亚健康是指介于健康与疾病之间的一种生理功能低下状态。亚健康的主要表现形式:①躯体性亚健康状态。主要表现为疲乏无力,精神不振工作效率低等。②心理性亚健康状态。主要表现为焦虑、烦躁、易怒、睡眠不佳等。③人际交往性亚健康状态。主要表现为与社会成员的关系不稳定,心理距离变大,产生被社会抛弃和遗忘的孤独感。

引起亚健康状态可能与心理因素(如压力过大)、不良生活方式和行为习惯、环境污染等多种因素有关。

（二）病理过程

病理过程（pathological process）是指存在于不同疾病中具有共性的形态结构、功能和代谢的异常变化。相同的病理过程可以发生在不同的疾病中，如肺结核、阑尾炎、风湿病和伤寒等都有炎症这个病理过程。一种疾病可同时出现几种不同的病理过程，如大叶性肺炎时可出现发热、炎症、缺氧甚至休克等病理过程。

二、疾病的原因

引起疾病发生的原因，称之为病因，是指引起疾病并决定该疾病特异性的因素。没有原因的疾病是不存在的。病因种类很多，一般分为以下七大类：

（一）生物因素

最常见，主要包括病原微生物（细菌、病毒、真菌、立克次体等）和寄生虫。引起各种感染性疾病，如小叶性肺炎、急性肾盂肾炎等。致病性取决于病原体入侵的数量、毒性及侵袭力以及机体防御和抵抗能力强弱等。

（二）理化因素

主要包括温度、机械力、高压、电离辐射、强酸、强碱及毒物等。致病性取决于理化因素自身的作用强度、作用部位及持续时间。

（三）营养因素

营养素（糖、脂肪、蛋白质、维生素、无机盐等）、某些微量元素（氟、硒、锌、碘等）以及纤维素等的摄入不足或过多，都可引起疾病。如糖、脂肪、蛋白质等摄入不足可致营养不良，而摄取过量则可导致肥胖或高脂血症等；维生素 D 缺乏可致佝偻病、软骨病；维生素 C 缺乏可致夜盲症等。

（四）遗传因素

引起疾病主要表现为两个方面：

①遗传物质的改变：染色体或基因畸变或变异，如先天愚型、色盲、血友病等；②遗传易感性：遗传因素决定的个体患病风险，即个体由于遗传获得易患某种疾病的倾向，如糖尿病、高血压、精神分裂症等。

（五）先天因素

先天因素是指损害正在发育的胚胎和胎儿的有害因素，非遗传物质的改变。引起的疾病称为先天性疾病。如先天性心脏病与孕妇怀孕早期患风疹、荨麻疹等有关。

（六）免疫因素

机体免疫反应过强、免疫缺陷或反应低下或产生自身免疫反应等，均可导致细胞组织损伤和功能障碍而致病。如机体对异种血清蛋白（破伤风抗毒素）、青霉素过敏可导致过敏性休克；人类免疫缺陷病毒（HIV）感染可导致获得性免疫缺陷综合征（AIDS）；当机体对自身抗原产生免疫反应时，可导致自身免疫性疾病，如系统性红斑狼疮、类风湿性关节炎等。

（七）心理和社会因素

长期的精神过度紧张、不良的人际关系、恐惧、愤怒及悲伤等重大生活事件和自然灾害的打击等，这些因素不但可引起精神障碍性疾病，如抑郁等，还可以通过精神、心理作用导致机体功能、代谢紊乱及形态结构变化，从而引起疾病，如高血压病、冠心病和溃疡病等。

知识拓展

心 身 疾 病

心身疾病是指一组表现为躯体症状,但在其发生、发展、转归和预后等方面与心理、社会因素有密切关系的疾病。发病机制与人类的性格、血型和神经内分泌因素等有关。病变主要累及自主神经所支配的系统或器官,涉及临床各科,常见有高血压病、冠心病、心律失常、消化性溃疡、神经性厌食、神经性呕吐、月经紊乱、经前期紧张症、性功能障碍、偏头痛、睡眠障碍、癌症等。统计表明,在综合性医院初诊患者中,至少有1/3的躯体疾病与心理、社会因素有关。

三、疾病的共同规律

不同的疾病具有一些共同的规律:

(一) 损伤与抗损伤

致病因素引起损伤,机体的自稳态被打乱,机体将调动各种防御、代偿功能进行调节,以建立疾病状态下的新稳态,称为抗损伤反应。疾病的发生发展过程就是损伤与抗损伤这一矛盾的斗争过程,贯穿始终且不断变化。双方的斗争及其力量对比,常常影响和决定着的疾病的发生发展方向和转归。当损伤占优势,疾病向恶化的方向发展,甚至导致死亡,当抗损伤占优势,疾病向好转的方向发展,趋向痊愈。例如,因上呼吸道感染肺炎双球菌导致肺组织受损引起大叶性肺炎,此时,机体也启动抗损伤反应,如白细胞增加、咳嗽、咳痰等。如果病原体数量少、毒力低,病人自身抵抗力较强,通过抗损伤反应和适当及时的治疗,疾病将朝着良性循环的方向发展,肺内病变痊愈,机体恢复健康;如果病原体数量多、毒力强,病人抵抗力较弱,且治疗不及时、措施不当等,则疾病会朝着恶性循环的方向发展,病人可发生肺脓肿、脓胸、中毒性休克等严重合并症,甚至引起死亡。

损伤与抗损伤可相互转化。例如,在严重失血性休克早期,小动脉、微动脉收缩是机体发生的代偿性帮助,是维持动脉血压的抗损伤反应,但是若收缩时间过久,反而会加重组织器官的缺血缺氧性损伤和功能障碍。

不同疾病中损伤与抗损伤反应的差异,构成了各种疾病的不同特征,把握损伤与抗损伤反应在疾病中的变化与作用,有利于疾病的诊治。

(二) 因果交替

因果交替是指在疾病发生发展过程中,原因和结果的相互转化、互为因果。原始病因作用于机体产生某种结果,这种结果又可作为新病因引起新的后果,如此原因与结果的交替不已,形成了一个链式的疾病发生发展过程,常常促进疾病进展恶化,导致恶性循环,例如,大出血时的恶性循环(图1-1)。

作为医务工作者,正确认识疾病发生发展过程中因果交替的内在机制、密切注意观察、及时发现并打断可能产生的因果交替恶性循环,就可促使病情朝着有利于机体康复的方向发展。

(三) 局部与整体

疾病往往同时或先后存在局部表现和全身反应,二者互相影响,互相制约。例如,病毒性肝炎时,患者不仅有肝区肿胀、疼痛等局部表现,而且还产生发热、乏力、黄疸和食欲降低

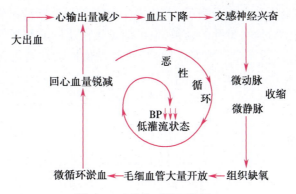

图 1-1 大出血时的恶性循环

等全身症状;疖是单个毛囊、皮脂腺及其周围组织的局限性化脓性炎症,但如果引起疖的细菌侵入血液则可引起菌血症、败血症等全身性变化,但是有时疖看似局部病变,给予单纯的局部治疗,效果却不显著,经查发现局部的疖是全身代谢障碍性疾病糖尿病所引起,只有治疗糖尿病后局部疖才能得到控制。因此,在医疗工作中要善于用局部表现解释机体整体反应以及从机体整体反应中了解局部表现的情况,将更有利于对疾病问题的发现和采取有效的诊治措施。

四、疾病的基本机制

疾病发生发展过程中的基本机制包括神经机制、体液机制、细胞机制和分子机制。

（一）神经机制

致病因素直接或间接作用于机体的神经系统,影响神经递质的合成和释放,引起相应器官组织功能、代谢协调性破坏,进而导致形态结构、功能及代谢改变和相应临床表现。如流行性乙型脑炎病毒可直接破坏神经细胞,引起高热、意识障碍、强直性痉挛和脑膜刺激征等。

（二）体液机制

致病因素通过改变体液因子的数量或活性,引起内环境紊乱而导致疾病的发生和发展。体液因子包括全身性因子(胰岛素、胰高血糖素、组胺、儿茶酚胺等)、局部性作用因子(内皮素、某些神经肽等)和细胞因子(白细胞介素、肿瘤坏死因子等)。体液性因子主要通过内分泌、旁分泌和自分泌三种方式作用于靶细胞,造成内环境紊乱,导致疾病。

在许多疾病发生发展过程中,神经机制常与体液机制共同发挥作用,称为"神经体液机制"。如长期情绪紧张,可引起大脑皮质和皮质下中枢功能紊乱,进而引起去甲肾上腺素、肾上腺素及肾素释放,导致小动脉紧张性收缩、心率加快心输出量增加、激活肾素-血管紧张素-醛固酮系统,上述神经体液机制共同作用的结果导致血压升高。

（三）细胞机制

致病因素作用于机体后,可以直接或间接作用于组织、细胞,损伤结构、功能和代谢,从而引起自稳调节紊乱。如肝炎病毒侵入肝细胞,引起肝功能障碍。目前对不同致病因素如何引起细胞损伤的机制尚未完全阐明,但主要涉及细胞膜和多种细胞器的损伤和功能障碍,如细胞膜泵失调、线粒体损伤等。

（四）分子机制

细胞的生命活动由分子执行,疾病过程中细胞损伤必将涉及分子的变化。细胞及其间

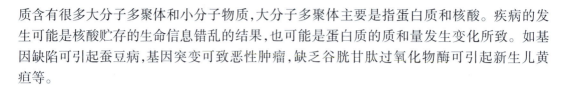

质含有很多大分子多聚体和小分子物质,大分子多聚体主要是指蛋白质和核酸。疾病的发生可能是核酸贮存的生命信息错乱的结果,也可能是蛋白质的质和量发生变化所致。如基因缺陷可引起蚕豆病,基因突变可致恶性肿瘤,缺乏谷胱甘肽过氧化物酶可引起新生儿黄疸等。

五、疾病的经过与转归

(一) 疾病的经过

疾病的经过是指疾病从发生到结束的发生发展过程。临床上一般将此过程分为四个阶段:①潜伏期:是指从病因侵入机体到机体出现最初症状之前的阶段。不同疾病的潜伏期长短不一,有些疾病无潜伏期,在各种传染病中潜伏期尤为明显。此期临床意义:主要是有益于对传染病进行早期隔离和预防治疗。②前驱期:是指从出现最初症状到典型症状出现之前的阶段。此期出现一些非特异性症状,如乏力、发热、头痛等。此期临床意义:主要是提醒及早就医的信号,以利于早期诊断和治疗。③症状明显期:是指出现该疾病典型性临床症状和体征的一段时间。此期临床意义:临床上可依据此期的典型表现作为诊断疾病的依据。④转归期:是指疾病的最后阶段。

(二) 疾病的转归

疾病的转归(prognosis)是指疾病发生发展过程中所呈现的发展趋势和结局。主要有康复和死亡两种。

1. 康复　康复(recovery)分完全康复和不完全康复。①完全康复又称痊愈,是指疾病时所致的损伤完全消失,机体的形态结构、代谢和功能完全恢复正常。②不完全康复是指疾病时的损伤得到控制,主要症状和体征消失,机体发生改变的形态结构、代谢和功能并未完全恢复正常,通过代偿机制维持生命活动,有些可留有后遗症。如烧伤后留下的瘢痕、胸膜炎造成的胸膜粘连等。

2. 死亡　死亡(death)是生命活动的终止。临床上传统判定死亡的标志是心跳、呼吸的永久性停止。包括三个阶段:①濒死期:又称临终状态,是指死亡前的垂危阶段。此时脑干及以上神经中枢处于深度抑制,各系统的功能和代谢严重障碍,主要表现为意识模糊或丧失、各种反射迟钝或减弱、呼吸不规则和血压降低等。②临床死亡期:是死亡的可逆阶段。此时延髓以上神经中枢处于深度抑制,组织细胞中仍有微弱的代谢活动,主要表现为心跳、呼吸停止,各种反射消失。在一定时间内如能及时抢救,病人可望复苏成功。这在医疗工作实践中有重要意义,即应尽可能实施紧急抢救措施。③生物学死亡期:是死亡的不可逆阶段。机体各器官组织的代谢和功能相继停止,并开始出现死亡后尸体现象,如尸冷、尸斑、尸僵和尸体腐败。

随着起搏器、呼吸机等复苏技术手段的进步以及器官移植开展需要,传统"心肺死亡"界定死亡时间的确定面临挑战。现代医学提出脑死亡(brain death)概念,认为死亡是机体作为一个整体的功能永久性停止,是指全脑功能的永久性丧失。判断脑死亡的标准:①无自主呼吸;②不可逆性昏迷或对外界的刺激完全失去反应;③脑干神经反射消失(瞳孔对光反射、角膜反射、咳嗽反射、吞咽反射等);④瞳孔散大、固定;⑤脑电波消失;⑥脑血管造影脑血液循环完全停止。确定脑死亡的主要临床意义:①协助医务人员判定患者的死亡时间,为适时终止复苏抢救提供理论依据,从而避免无效的抢救和减少不必要的经济和人力消耗;②有利于器官移植。界定为全脑功能的永久性丧失的脑死亡者,在一定时间内其器官组织维持低水平的血液灌注,是开展器官移植的良好供体,采用此类器官进行器官移植,将会更好获得功能复苏的机会。

 知识拓展

"脑死亡"与"植物人"

共同特征为脑组织的严重损伤,但在损伤程度上有所差别。"脑死亡"是全脑(大脑、间脑和脑干)功能的永久性丧失及机体作为一个整体功能的永久性停止。"植物人"是大脑皮层功能严重受损导致主观意识丧失,但患者仍保留皮层下中枢功能的一种状态,少数患者诊治得当还有可能苏醒。最根本的区别是植物人仍保持自主呼吸功能。

(韦义萍)

 思考题

王大爷,72 岁,40 多年吸烟史,近期出现血痰、胸痛和呼吸困难,且伴明显的消瘦、贫血、乏力等症状。X 线检查:左肺上叶可见圆形孤立的阴影,界限清楚。

请问:

确诊王大爷左肺不明物的性质应做何种临床检查? 为什么?

第二章 细胞、组织的适应、损伤与修复

 学习目标

1. 具有对机体适应与损伤变化及修复问题的认知能力。
2. 掌握萎缩、肥大、增生、化生、变性、细胞水肿、脂肪变性、玻璃样变性、坏死、坏疽、机化、肉芽组织、瘢痕组织的概念;坏死的病理变化及类型;肉芽组织的形态及功能。
3. 熟悉糜烂、溃疡、窦道、瘘管、空洞、修复、再生、纤维性修复的概念;各类适应性反应的类型及原因、病理变化;细胞水肿、脂肪变性、玻璃样变性的病理变化;坏死的结局;肉芽组织的结局;皮肤创伤愈合的类型;骨折愈合的过程。
4. 了解各类适应性反应的影响及结局;细胞水肿、脂肪变性的原因及机制、影响及结局;细胞的再生能力;修复的完成;瘢痕组织的形态及作用;创伤愈合的概念、过程;影响创伤愈合的因素。
5. 学会应用适应、损伤与修复病理知识分析、解释相关的临床表现问题。

 临床情景与学习导入

情景回放:

小刚骑车摔倒后,左小腿疼痛、不能活动,同学们忙将他送到医院。经医生检查后诊断为左胫骨中下段骨折,给予石膏固定。小刚在家休养了 1 个月以后,有一天,惊奇地发现自己的腿一条粗一条细。6 周后,医生将石膏拆除,告诉小刚可以下地行走了。一段时间以后,小刚的两条腿又变成粗细相同了。

思考任务:

小刚的腿为什么会发生这样的变化?

机体细胞、组织、器官受到内、外环境中各种刺激因素的不同程度的作用时,表现出适应性改变或损伤性改变(图 2-1)。

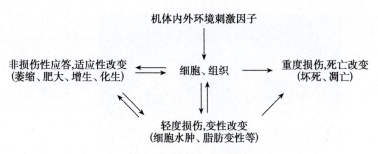

图 2-1　细胞、组织适应、损伤的变化关系

第一节　适　　应

适应（adaptation）是指细胞、组织和器官对机体内、外环境中各种因素的刺激产生的非损伤性应答反应。适应性改变涉及细胞数目、体积以及分化方向的改变，在形态学上一般表现为萎缩、肥大、增生和化生。

一、萎缩

萎缩（atrophy）是指发育正常的细胞、组织、器官体积的缩小。萎缩通常由实质细胞体积缩小造成，可伴有细胞数量减少。萎缩时细胞合成代谢降低，功能下降。组织、器官先天性的部分或完全不发育性体积缩小，不属于萎缩范畴。

（一）类型及原因

萎缩分为生理性萎缩与病理性萎缩两种。

1. 生理性萎缩　是指某些细胞、组织和器官发育到一定阶段时逐渐萎缩，称之为退化，如青春期后胸腺萎缩，老年性卵巢、子宫、睾丸萎缩等。

2. 病理性萎缩　是指病理状态下出现的萎缩，可表现为全身性萎缩或局部性萎缩。按发生原因可分为以下类型：

（1）营养不良性萎缩：多因消耗过多、蛋白质摄入不足或血液供应不足等营养不良引起，分为：①全身营养不良性萎缩：如长期营养不良、结核病、恶性肿瘤等引起的；②局部营养不良性萎缩：常由于局部慢性缺血所致，如脑动脉粥样硬化引起的局部脑萎缩。

（2）压迫性萎缩：因组织、器官长期受压迫所引起。如尿路梗阻时，因尿液长期潴留导致肾盂积水从而压迫肾实质，造成萎缩（图 2-2）。脑积水使脑实质受压萎缩。

（3）失用性萎缩：因组织、器官长期工作负荷减少，功能代谢低下所致。如久病卧床患者的下肢肌肉萎缩，骨折后因长期石膏夹板固定的肢体肌肉萎缩。

（4）去神经性萎缩：因运动神经或轴突损害，所支配的效应器刺激减少引起。如脊髓灰质炎患者，因脊髓前角运动神经元变性坏死导致的下肢肌肉萎缩。

（5）内分泌性萎缩：因内分泌器官功能低下，相应靶器官缺乏激素刺激引起。如Simmond 病时，由于垂体功能低下引起的甲状腺、肾上腺、性腺等器官萎缩。

（二）病理变化

肉眼观察：萎缩的器官体积缩小，重量减轻，被膜增厚，皱缩，质地坚韧，颜色变深。脑萎缩时，除上述变化，可见脑回变窄、脑沟变宽（图 2-3）。

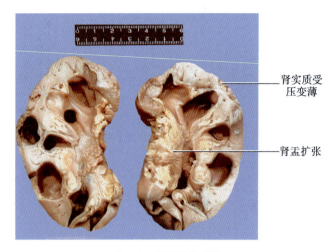

图2-2　肾压迫性萎缩

右侧标注：
肾实质受压变薄
肾盂扩张

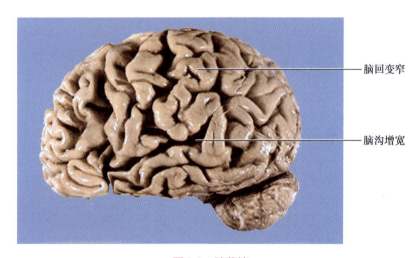

图2-3　脑萎缩

右侧标注：
脑回变窄
脑沟增宽

镜下观察：实质细胞体积缩小，常伴有数量减少，某些实质细胞胞质内可见脂褐素颗粒沉着，如萎缩的心肌细胞。

（三）影响及结局

发生萎缩时，代谢和功能下降，如脑萎缩致记忆力减退，肌肉萎缩致收缩力下降等。通常原因去除后，轻度的萎缩可恢复常态，但病变继续进展持续性萎缩，细胞最后可消失。

二、肥大

肥大（hypertrophy）是指细胞、组织、器官体积的增大。肥大通常是因实质细胞的体积增大所致，常伴有实质细胞数目的增多。

（一）类型及原因

从性质上，肥大可分为生理性肥大和病理性肥大。从原因上，肥大可分为代偿性肥大和内分泌性肥大。因器官、组织的功能负荷过重所致的肥大，称代偿性肥大；因内分泌激素过多作用于效应器所致的肥大，称内分泌性肥大。

1. 生理性肥大 是指生理状态下应激高兴奋状态,组织、器官代谢和功能增强发生的肥大。①代偿性肥大:因功能需求旺盛、负荷增加导致,如举重运动员上肢骨骼肌的增粗肥大;②内分泌性肥大:因需求性激素增多导致,如妊娠时的子宫肥大、哺乳期的乳腺肥大。

2. 病理性肥大 是指病理状态下引起组织、器官代谢和功能增强发生的肥大。①代偿性肥大:因疾病引起负荷增加导致,如高血压引起的左心室心肌肥大(图2-4)、一侧肾摘除后对侧肾的肥大;②内分泌性肥大:因疾病引起激素增多导致,如甲状腺功能亢进时,引起甲状腺滤泡上皮细胞肥大引起的甲状腺肥大。

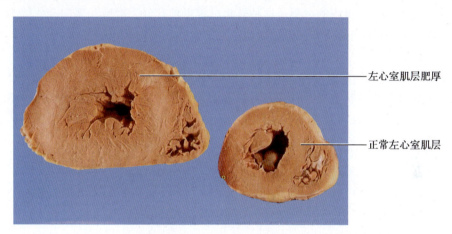

左心室肌层肥厚

正常左心室肌层

图2-4 左心室心肌肥大

（二）病理变化
镜下观察:实质细胞体积增大,常伴有数量增多,细胞核肥大深染。

（三）影响及结局
肥大的细胞代谢和功能增强,具有代偿意义。但如果超过组织、器官的代偿限度时,则发生失代偿,如长期高血压左心室肥大,晚期出现心力衰竭。

三、增生

增生(hyperplasia)是指组织、器官实质细胞的数量增多,常伴有组织或器官的体积增大和功能活跃。引起细胞、组织和器官肥大与增生的原因往往十分类同,故两者常相伴存在。

（一）类型及原因
从性质上,增生分为生理性增生和病理性增生。从原因上,增生分为代偿性增生和内分泌性增生。因器官、组织的功能负荷过重所致的增生,称代偿性增生;因内分泌激素过多作用于效应器所致的增生,称内分泌性增生。

1. 生理性增生 是指适应需要,组织、器官代谢和功能增强发生的增生。①代偿性增生:如部分肝切除后残存肝细胞的增生;②内分泌性增生:如女性青春期和哺乳期的乳腺增生、月经周期子宫内膜的增生。

2. 病理性增生 是指病理状态下引起组织、器官代谢和功能增强发生的增生。①代偿性增生:如组织损伤,细胞再生的修复性增生;②内分泌性增生:如缺碘时的甲状腺增生、雌激素绝对或相对增多时引起的子宫内膜增生过长导致的功能性子宫内膜出血。

（二）病理变化
镜下观察:实质细胞数量增多,细胞和细胞核的形态多正常或稍增大。

（三）影响及结局

增生是由于各种原因引起的细胞有丝分裂活动增强的结果,通常当原因消除后可恢复,代偿性增生对机体有功能代偿和修复的重要意义。但若细胞过度增生失去控制,则可能演变为肿瘤性增生。

四、化生

化生(metaplasia)是一种分化成熟的细胞或组织由于受到刺激因素的作用,而转化为另一种分化成熟的细胞或组织的过程。这种转化过程由具有分裂增殖和多向分化能力的幼稚未分化细胞、储备细胞向另一方向分化而成。通常发生在同源性细胞之间。

（一）常见类型

1. 鳞状上皮化生 被覆上皮受到化学性刺激或慢性炎症损害而反复再生出现的化生,由原来的上皮转化为鳞状上皮,简称鳞化,最常见。如吸烟者支气管假复层纤毛柱状上皮易发生鳞状上皮化生,慢性宫颈炎时宫颈黏膜上皮和肾结石时移行上皮均可出现鳞状上皮化生(图2-5)。

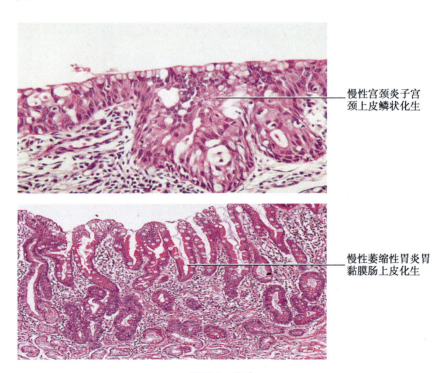

慢性宫颈炎子宫颈上皮鳞状化生

慢性萎缩性胃炎胃黏膜肠上皮化生

图2-5 化生

2. 肠上皮化生 是指腺上皮组织的化生,较常见。如慢性萎缩性胃炎时,胃黏膜上皮转变为含帕内特细胞和(或)杯状细胞的小肠或大肠型黏膜上皮,称为肠上皮化生(图2-5)。

3. 间叶组织化生 间叶组织中幼稚的成纤维细胞损伤后可转变为成骨细胞或成软骨细胞,形成骨或软骨组织,称为骨或软骨化生。如骨骼肌反复外伤时肌肉内形成的骨组织。

（二）结局及意义

上皮组织的化生在原因去除后可能恢复,但间叶组织的化生大多不可逆。化生的生物学意义利弊兼有。如慢性支气管炎时黏膜鳞状上皮化生,增强了局部黏膜抵御外界刺激的能力,但因失去了纤毛柱状上皮的纤毛结构,减弱了呼吸道黏膜的自净能力。此外,若引起化生的因素持续存在,还可能引起细胞恶性变。

第二节 损 伤

机体细胞、组织遭受不能耐受的刺激因素的作用时,出现损伤性改变。轻度损伤表现为各种变性,原因消除后可恢复正常,又称为可逆性损伤,重度损伤表现为坏死,为不可逆性改变,又称为不可逆性损伤。

一、变性

变性(degeneration)是指细胞或细胞间质受损伤后,由于代谢障碍,在细胞内或细胞间质出现异常物质或正常物质异常蓄积。常见的变性有以下几种:

(一)细胞水肿

细胞水肿(cellular swelling)是指细胞内水和钠离子过多积聚,又称水变性(hydropic degeneration),常是细胞损伤中最早出现的改变。常见于肝、肾、心等器官的实质细胞。

1. 原因及机制 当机体发生感染、缺氧、中毒、高热等,细胞内线粒体受损伤,ATP 生成不足,细胞膜 Na^+-K^+ 泵功能障碍,或细胞膜直接受损,导致细胞内水、Na^+ 增多潴留。

2. 病理变化 肉眼观察:病变组织、器官肿胀、体积增大,包膜紧张,边缘变钝,切面隆起,切缘外翻,颜色变淡,混浊、无光泽。镜下观察:①轻度水肿:细胞体积增大,胞质内见大量粉染细小颗粒,称为颗粒样变性;②中度水肿:细胞体积明显增大,胞质疏松、淡染,呈空网状半透明,称为疏松样变性;③重度水肿:胞质清亮,细胞极度肿大变圆,胞质几乎完全透明,如气球样,称为气球样变性(图 2-6)。

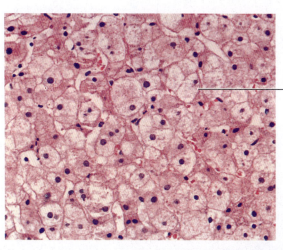

图 2-6 肝细胞水肿

肝细胞质疏松淡染,部分肝细胞肿胀如气球

3. 影响及结局 细胞水肿的组织、器官功能降低。原因消除后,可恢复正常。但若因素持续作用,可发展为坏死。

(二)脂肪变性

脂肪变性(fatty change)是指甘油三酯蓄积于非脂肪细胞的胞质中。常见于肝细胞、心肌细胞、肾小管上皮细胞等,尤以肝细胞最为常见。

1. 原因及机制　因长期贫血、严重感染、酗酒、缺氧、中毒、营养不良、糖尿病以及肥胖等,引起脂肪在体内的运输、利用和转化的任何环节发生异常均可导致。以肝脂肪变性的机制为例:①进入肝的脂肪过多。如摄入过多、长时间饥饿或糖尿病时,甘油三酯合成增加,若超过肝细胞利用与合成脂蛋白的能力,脂肪沉积于肝细胞内;②脂蛋白合成障碍。脂肪必须与载脂蛋白结合形成脂蛋白后才可运出肝外,当合成脂蛋白的磷脂及组成磷脂的胆碱不足时,或乙醇、四氯化碳等中毒时,脂蛋白合成障碍,脂肪输出受阻而堆积在肝细胞内;③脂肪酸的氧化障碍。感染、缺氧、中毒可使细胞线粒体受损,导致脂肪酸氧化受阻,对脂肪的利用下降,造成肝细胞内脂肪增多。

2. 病理变化　肉眼观察:组织、器官肿大,包膜紧张,颜色淡黄,质地变软,切面触之有油腻感(图2-7)。显著弥漫的肝脂肪变性称为脂肪肝。心肌脂肪变性时,在左心室内膜下和乳头肌处出现平行的黄色条纹和正常的暗红色心肌相间排列,状若虎皮斑纹,称为虎斑心。镜下观察:石蜡切片 HE 染色,细胞体积增大,胞质内出现大小不等的空泡,有的可充满整个细胞并将细胞核挤到一侧,见图2-7。快速冷冻切片特殊脂肪染色,可保存脂质呈现特殊颜色,如苏丹Ⅲ染色将脂肪滴染成橘红色,锇酸染色染成黑色。

3. 影响及结局　轻、中度脂肪变性在原因消除后,可恢复正常。严重的脂肪变性引起组织、器官功能障碍,进而发生细胞坏死。如长期重度弥漫性脂肪肝时,肝细胞逐渐坏死、继发纤维化,最后发展为肝硬化。

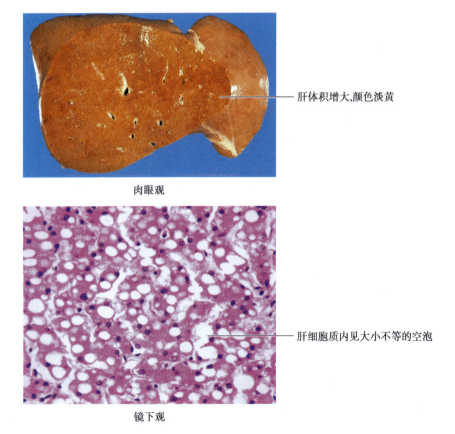

肝体积增大,颜色淡黄

肉眼观

肝细胞质内见大小不等的空泡

镜下观

图2-7　肝脂肪变性

生活中的病理知识

饮食与脂肪肝

随着生活水平的提高，饮食过多、体重超重是近年来引起脂肪肝最常见的因素之一。由于食物中脂肪过量，进入肝的脂肪酸过多，合成甘油三酯增加并堆积于肝细胞内。针对这一病因，在预防与治疗脂肪肝时，重在树立自我保健的意识，调整饮食方案、纠正营养失衡，坚持必要的锻炼，维持理想的体重。

（三）玻璃样变性

玻璃样变性（hyaline degeneration）是指在细胞内或间质中出现 HE 染色呈嗜伊红均质红染的半透明状的蛋白质蓄积，又称透明变性，是一组物理性状相同，但其化学成分和发生机制各异的病变。主要见于结缔组织、血管壁及部分细胞内。

1. 结缔组织玻璃样变性　常见于瘢痕组织、动脉粥样硬化的纤维性斑块等。肉眼观察：组织呈灰白色，半透明，质地较韧。镜下观察：纤维细胞明显减少，胶原纤维增粗、融合，形成均匀红染一致的毛玻璃样物质。机制不明。

2. 血管壁玻璃样变性　常见于缓进型高血压和糖尿病的肾、脑、脾及视网膜等的细小动脉壁（图 2-8）。是因细小动脉持续痉挛、缺氧，血管内膜通透性增高，血浆蛋白渗入沉积于管壁，凝固成均匀红染无结构的物质。细动脉玻璃样变性使管壁增厚、变硬、弹性下降、脆性增加，管腔狭窄或闭塞，称为细小动脉硬化。

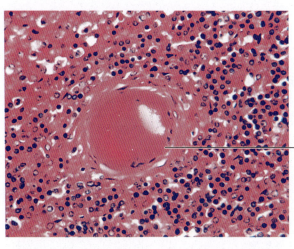

脾中央动脉管壁增厚，见红染、均质的玻璃样变物质

图 2-8　脾中央动脉玻璃样变性

3. 细胞内玻璃样变性　因细胞吞饮蛋白质或胞质内蛋白质性物质凝固，在细胞内出现大小不等、均质红染的圆形小体。如肾小球肾炎时，肾小管上皮细胞重吸收原尿中的蛋白质，与溶酶体融合形成的圆形红染小滴；酒精性肝病时，肝细胞中细胞中间丝前角蛋白变性，形成 Mallory 小体。

二、坏死

坏死（necrosis）是指活体内局部细胞、组织的死亡。所有损伤因子，使受损细胞、组织的代谢完全停止,即引起坏死。坏死多数是从变性逐渐发展而来的,少数情况下,可迅速发生。

（一）基本病理变化

1. 细胞核的变化　是细胞坏死的主要形态学标志（图 2-9），表现为：①核固缩（pyknosis）:细胞核脱水使核体积缩小,染色质浓聚,核染色加深;②核碎裂（karyorrhexis）:核膜破裂,核染色质崩解为小碎片,分散在胞质中;③核溶解（karyolysis）:DNA 酶和蛋白酶激活,分解核染色质 DNA 和核蛋白,核染色变淡,1～2 天左右核完全消失。

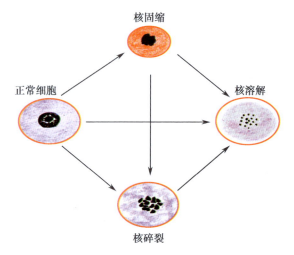

图 2-9　坏死时细胞核的变化

2. 细胞质的变化　由于胞质变性蛋白质增多、嗜碱性核蛋白体减少或丧失等原因,胞质嗜酸性增强。同时由于胞质结构崩解,致胞质呈颗粒状。

3. 间质的变化　坏死一段时间内,间质常无改变。以后最终在各种溶解酶的作用下,基质崩解,最后坏死的细胞和崩解的间质融合成一片模糊的颗粒状、无结构的红染物质。

通常坏死发生数小时后才会出现上述病理改变。坏死早期或坏死组织范围较小时,肉眼难以鉴别,坏死组织范围较大时,肉眼观察其外观浑浊无光泽,失去正常的弹性,无血管搏动,切开后无新鲜血液流出,触之温度降低等。临床上将此失去活性的组织称为失活组织,须及时将其清除以防止感染,促进愈合。

（二）类型

由于坏死的原因和坏死组织本身特性的不同,坏死呈现不同的形态学变化,主要分为凝固性坏死、液化性坏死和坏疽三个类型。

1. 凝固性坏死（coagulative necrosis）　坏死组织失水变干、蛋白质凝固,肉眼观察:灰白或灰黄色、干燥、质实干燥,与周围健康组织分界清楚（图 2-10）。镜下观察:早期见坏死组织的细胞微细结构消失,但组织结构轮廓尚存,坏死组织周围形成充血、出血和炎症反应带。

干酪样坏死（caseous necrosis）是由结核杆菌引起的一种特殊类型的凝固性坏死。因病灶中含脂质

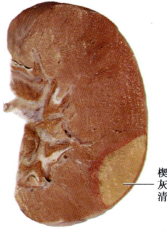

楔形坏死灶,
灰黄色,边界
清楚

图 2-10　肾凝固性坏死

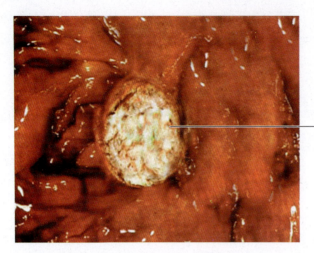

坏死组织微黄,柔软细腻,状如干酪

图 2-11 干酪样坏死

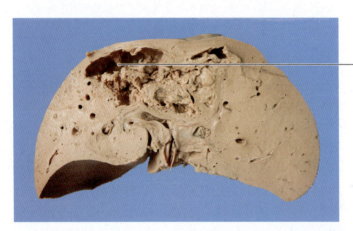

液化性坏死形成脓肿腔

图 2-12 肝脓肿

较多,肉眼观察:坏死组织颗粒状,颜色略带浅黄,质地松软、细腻,状似干酪,故称干酪样坏死(图 2-11)。镜下观察:坏死组织彻底崩解,不见原组织轮廓,呈一片红染无结构的颗粒状物质。

2. 液化性坏死(liquefactive necrosis) 坏死组织迅速崩解液化,呈液体状或形成坏死腔,常见于含脂质较多的脑、脊髓等。脑组织坏死后形成半流体状的软化灶,称为脑软化。脓腔中的脓液是液化性坏死物,是因化脓性细菌感染发生炎症,大量中性粒细胞崩解释放蛋白溶解酶将坏死组织溶解液化而形成的(图 2-12)。

3. 坏疽(gangrene) 是指较大范围的组织坏死并继发腐败菌的感染,坏死组织呈黑色等特殊颜色改变。坏死组织经腐败菌分解,产生硫化氢,引起臭味,其与血红蛋白降解产生的铁相结合,形成黑色的硫化

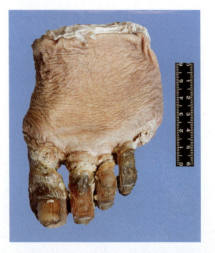

脚趾呈黑色,干枯,与周围组织边界清楚,为血栓闭塞性脉管炎引起的缺血性坏死,小趾已脱落缺失

图 2-13 足干性坏疽

铁,使坏疽组织呈黑褐色。坏疽分为干性坏疽(dry gangrene)(图 2-13)、湿性坏疽(wet gangrene)和气性坏疽(gas gangrene)三种类型,各类型的形成原因、好发部位、病变特点及影响与结局,见表 2-1。

表 2-1 坏疽类型及其特征

	干性坏疽	湿性坏疽	气性坏疽
形成原因	动脉阻断而静脉回流通畅	动脉阻断而静脉回流受阻	严重的深达肌肉的开放性创伤合并产气荚膜杆菌等厌氧菌感染
好发部位	四肢末端,多见于足	与外界相通的内脏器官,如肺、肠、子宫、阑尾等	肌肉深部、开放性创伤
病变特点	干燥、皱缩,黑或黑褐色,与周围健康组织分界清楚	肿胀、湿润,呈污黑、暗绿色等,与周围健康组织分界不清,有恶臭	肿胀呈蜂窝状,按之有捻发音,污秽暗棕色,与周围健康组织分界不清,有恶臭
影响结局	感染较轻,进展较缓慢	感染严重,全身中毒症状较重,预后较差	严重的全身中毒症状,病变发展迅速,多因中毒而死亡

(三) 结局

1. 溶解吸收 较小坏死灶,在坏死细胞及中性粒细胞释放的蛋白溶解酶作用下溶解、液化,经淋巴管或血管吸收,碎片由巨噬细胞吞噬消化。

2. 分离排出 较大坏死灶不易被完全溶解吸收时,坏死组织被分离排出,可形成:①糜烂和溃疡:皮肤或黏膜的坏死组织脱落,形成局部缺损,表浅的称为糜烂(erosion),较深的称为溃疡(ulcer);②窦道:深部组织坏死向体表或自然管道穿破,形成只有一个开口的病理性盲管,称为窦道(sinus);③瘘管:组织坏死向空腔脏器和体表同时穿破或同时向两个及以上空腔脏器穿破,形成至少有二个开口的病理性通道,称为瘘管(fistula);④空洞:肺、肾等器官的组织坏死液化后可经相应管道(气管、输尿管)排出体外,局部残留的空腔称为空洞(cavity)。

3. 机化与包裹 坏死组织不能完全溶解吸收或分离排出时,由新生的肉芽组织长入并取代,最后成为瘢痕组织,由肉芽组织取代坏死组织的过程称为机化(organization)。坏死组织范围较大,不能完全被完全机化时,由周围新生的纤维结缔组织将其包绕,称为包裹(encapsulation)。

4. 钙化 是指陈旧的坏死组织中钙盐的沉积。

 知识拓展

凋 亡

凋亡是细胞死亡的另外一种形式,是由体内外因素触发细胞内预存的死亡程序导致的细胞主动性死亡。凋亡是单个细胞与周围的细胞分离,形成凋亡小体,凋亡细胞的细胞膜不破裂,不引起周围组织炎症反应。凋亡在胚胎发育、细胞新老交替、生理退化、炎症、肿瘤及自身免疫病中,都发挥着重要作用。

第三节　损伤的修复

一、修复的概述

修复(repair)是指细胞和组织损伤后,机体对缺损进行修补恢复的过程。修复过程可概括为再生和纤维性修复两种形式。

（一）再生

1. 再生的概念　机体同种细胞分裂增殖以补充机体衰老的细胞或进行损伤的修复,称为再生(regeneration)。前者为生理性再生,后者为病理性再生。生理性再生是指在生理过程中,有些细胞、组织不断老化、消耗,由新生的同种细胞补充,以保持原有的结构和功能。如表皮、血细胞、子宫内膜的更新。病理性再生是指病理状态下,细胞、组织损伤后发生的再生。

2. 细胞的再生能力　机体细胞根据再生能力的强弱,分为三类:

（1）不稳定细胞(labile cells):又称持续分裂细胞,是再生能力最强的细胞。如表皮细胞、呼吸道和消化道黏膜上皮细胞、淋巴及造血细胞等。

（2）稳定细胞(stable cells):又称静止细胞,是具有潜在较强再生能力的细胞。在生理状态下这些细胞不显示再生能力,在受损伤下,从静止期进入增殖期,表现出较强的再生能力,包括各种腺体或腺样器官的实质细胞,如肝、胰、内分泌腺、肾小管上皮细胞等;还包括原始的间叶细胞及其分化出来的各种细胞,如软骨细胞、骨细胞、成纤维细胞等。

（3）永久性细胞(permanent cells):又称非分裂细胞,是几乎没有再生能力的细胞。一旦遭受破坏则成为永久性缺失,如神经细胞、骨骼肌细胞及心肌细胞。但是在神经细胞存活的前提下,受损的神经纤维有着活跃的再生能力。

（二）纤维性修复

机体通过肉芽组织增生,溶解、吸收损伤局部的坏死组织及其他异物,并填补组织缺损,以后肉芽组织转化为纤维结缔组织的修复,称为纤维性修复(fibrous repair)。因最后形成瘢痕组织,又称为瘢痕修复(scar regeneration)。

（三）修复的完成

损伤较轻和(或)组织再生能力强时,通过单纯再生性修复可完全恢复原组织的结构及功能。如皮肤表皮损伤和骨折的修复。损伤较严重和(或)组织再生能力弱或缺乏时,修复主要是由肉芽组织增生完成,同时可伴有再生性修复。如手术创口的修复。临床上的大多数情况下,损伤的修复是通过再生和纤维性修复两种过程同时进行和完成的。

 知识拓展

成体干细胞

机体内多种分化成熟的组织中存在成体干细胞,如造血干细胞、表皮干细胞、间充质干细胞、肌肉干细胞、肝干细胞、神经干细胞等。现已发现,部分组织中的成体干细胞不仅可以向本身组织进行分化,也可以向无关组织类型的成熟细胞进行分化。这些分化的分子机制一旦被阐明,就有望利用病人自身的干细胞来治疗各种疾病。

二、肉芽组织

肉芽组织(granulation tissue)是指由新生的毛细血管和成纤维细胞组成的幼稚纤维结缔组织,并伴炎细胞浸润。

(一) 肉芽组织的形态特点

肉眼观察:鲜红色,颗粒状,柔软湿润,触之易出血,形似鲜嫩的肉芽,故而得名。镜下观察:①大量由内皮细胞增生形成的实性细胞索及扩张的毛细血管,向创面垂直生长,并以小动脉为轴心,在周围形成袢状弯曲的毛细血管网;②毛细血管周围有许多新生的成纤维细胞;③常有大量渗出液及炎细胞(图2-14)。临床上营养不良、伴发感染等情况时,长出的肉芽组织苍白或淡红色,水肿明显,表面颗粒不明显,松弛而无弹性,处之不易出血,这种肉芽组织称为不健康肉芽组织,其生长缓慢,影响伤口愈合,需及时手术清除。

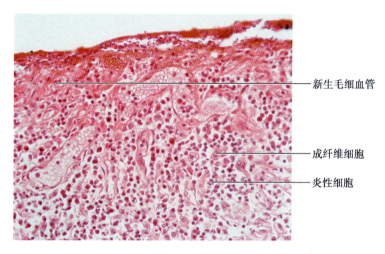

新生毛细血管

成纤维细胞

炎性细胞

图2-14 肉芽组织

(二) 肉芽组织的功能

肉芽组织在创伤愈合中作用非常重要,发挥功能主要有:①抗感染保护创面;②填补伤口及缺损;③机化或包裹坏死组织、血栓、血凝块及其他异物等。

(三) 肉芽组织的结局

1~2周后,肉芽组织逐渐成熟为纤维结缔组织,其主要形态标志为间质水分逐渐吸收减少,炎细胞逐渐减少并消失,毛细血管管腔闭塞,部分改建为小动脉或小静脉,成纤维细胞产生越来越多的胶原纤维,变为纤维细胞。随后,胶原纤维发生玻璃样变性,最终转化为瘢痕组织。

(四) 瘢痕组织

瘢痕(scar)组织是指肉芽组织经改建成熟的纤维结缔组织。肉眼观察:局部呈苍白或灰白半透明,质地坚韧,缺乏弹性。镜下观察:大量均质红染的平行或交错分布的胶原纤维束。瘢痕组织对机体的作用和影响,对机体有利的一面:①把伤口或缺损长期地填补并连接起来,保持组织器官的完整性;②其抗拉力比肉芽组织强得多,可一定程度保持组织器官的牢固性;对机体有害或不利的一面:①瘢痕收缩与瘢痕性粘连,引起器官变形及功能障碍,如十二指肠溃疡瘢痕可引起幽门梗阻;②瘢痕组织过度增生,又称肥大性瘢痕。若突出于体表并向周围不规则扩延称为瘢痕疙瘩(keloid),临床上又称为"蟹足肿"。

三、创伤的愈合

创伤愈合(wound healing)是指由外力引起组织出现离断或缺损后的愈复过程,包括细胞再生、肉芽组织增生和瘢痕形成。

(一) 皮肤创伤的愈合

1. 愈合的基本过程 早期伤口周围发生红肿等炎症反应,2~3 天后,伤口迅速缩小,从伤口底部及边缘长出肉芽组织填平伤口,第5~6 日起,成纤维细胞产生胶原纤维,开始瘢痕形成过程,大约在伤后一个月,瘢痕完全形成。创伤后24 小时内,伤口边缘的基底细胞分裂增生,形成单层上皮,覆盖于肉芽组织的表面,最终增生、分化为鳞状上皮。若伤口过大,一般认为直径超过20cm,则再生表皮难以将伤口完全覆盖,需植皮。

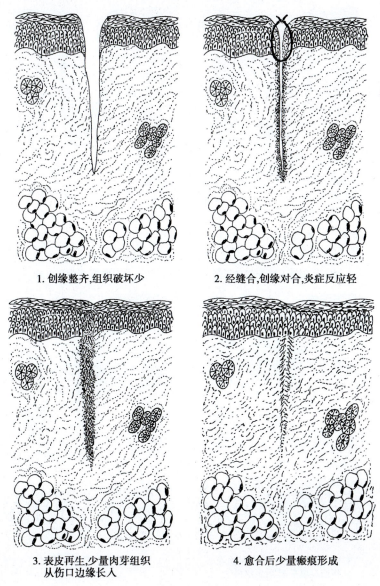

1. 创缘整齐,组织破坏少　　　2. 经缝合,创缘对合,炎症反应轻

3. 表皮再生,少量肉芽组织
从伤口边缘长入　　　　　4. 愈合后少量瘢痕形成

图2-15　皮肤创伤一期愈合模式图

2. 愈合的类型 根据损伤程度及有无感染,皮肤创伤愈合分为以下两种类型。

(1) 一期愈合(healing by first intention):特点:①伤口缺损少、创缘整齐,对合严密,无感染;②伤口只有少量血凝块,炎症反应轻微;③愈合时间短;④形成线状瘢痕。例如手术切口愈合(图 2-15)。

(2) 二期愈合(healing by second intention):特点:①伤口缺损大,创缘不整齐,无法严密对合,或伴有感染、异物;②由于坏死组织多,局部炎症反应明显;③只有感染被控制、坏死组织被清除以后,再生才能开始;④愈合时间较长;⑤愈合留有明显瘢痕(图 2-16)。

(二) 骨折的愈合

骨的再生能力很强。骨折愈合的好坏、时间长短,与骨折的部位、性质、年龄、错位的程度等因素有关。一般来说,单纯性外伤性骨折,经过良好的复位、固定后,几个月内便可完全

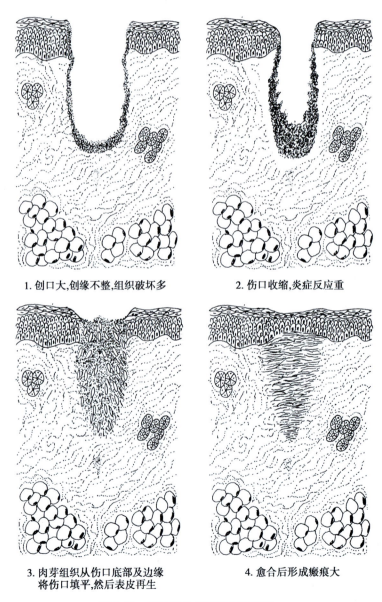

1. 创口大,创缘不整,组织破坏多

2. 伤口收缩,炎症反应重

3. 肉芽组织从伤口底部及边缘将伤口填平,然后表皮再生

4. 愈合后形成瘢痕大

图 2-16 皮肤创伤二期愈合模式图

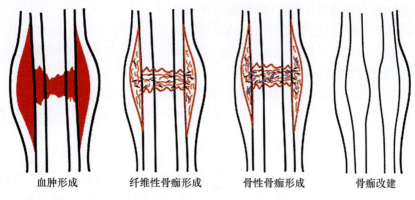

| 血肿形成 | 纤维性骨痂形成 | 骨性骨痂形成 | 骨痂改建 |

图 2-17 骨折愈合过程模式图

愈合。骨折愈合过程分为四个阶段(图 2-17)：①血肿形成：第 1 天，在断端及其周围出血形成血肿，数小时后血肿发生凝固，暂时黏合骨折断端。②纤维性骨痂形成：第 2~3 天，骨外膜和骨内膜处的骨膜细胞增生，肉芽组织逐渐长入血肿将其逐渐机化取代，约 2~3 周，肉芽组织纤维化变成瘢痕组织，形成纤维性骨痂。因不牢固，无负重能力，又称暂时性骨痂。③骨性骨痂形成：第 3 周开始，纤维性骨痂逐渐分化出骨母细胞并形成类骨组织，逐渐钙盐沉积，类骨组织转变为编织骨。纤维性骨痂中的软骨组织也经软骨化骨过程演变为骨组织，至此形成骨性骨痂。此时两断端已牢固结合，但骨小梁排列紊乱，结构疏松，不具有正常骨的支持负重功能。约在骨折后 2~3 个月。④骨痂改建或再塑：随着负重受力、适应运动，骨性骨痂逐渐改建为成熟的板层骨，皮质骨和骨髓腔的正常关系以及骨小梁的正常排列结构也重新恢复。约需几个月甚至 1~2 年才能完成。

四、影响损伤修复的因素

(一) 全身因素

1. 年龄　儿童、青少年的组织再生能力强，愈合快。老年人组织再生能力差，愈合慢，与血管硬化、血液供应不足，代谢减弱等有关。

2. 营养　严重的蛋白质缺乏，尤其是含硫氨基酸(如甲硫氨酸、胱氨酸)缺乏时，肉芽组织及胶原形成不良，伤口愈合延缓。维生素 C 缺乏时胶原纤维难以形成，使伤口愈合延迟。锌对创伤愈合有重要作用，手术后伤口愈合迟缓的病人，皮肤中锌的含量大多比愈合良好的病人低，补给锌能促进愈合。

3. 药物　如肾上腺皮质激素能抑制炎症反应、肉芽组织增生和胶原形成，使伤口愈合延缓。

(二) 局部因素

1. 感染　感染对再生修复的妨碍甚大。许多化脓菌可产生毒素和酶，能引起组织坏死，溶解基质或胶原纤维，加重局部损伤，妨碍愈合。伤口感染时，渗出物增加局部伤口张力，可使正在愈合的伤口或已缝合的伤口裂开。感染伤口，不能缝合，应及早引流。

2. 异物　坏死组织及其他异物既妨碍愈合又利于感染。临床上对于创面较大、存有坏死组织或异物但尚未发生明显感染的伤口，应施行清创术予以清除。

3. 局部血液循环　局部血液循环良好时，保证了组织再生所需的氧和营养，及时吸收坏死物质及渗出物，组织再生修复较为理想；反之，则使伤口愈合延缓，如伤口包扎过紧、缝

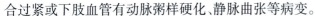

合过紧或下肢血管有动脉粥样硬化、静脉曲张等病变。

4. 神经支配　神经损伤引起所支配的局部组织神经性营养不良,影响再生,如麻风引起的溃疡不易愈合是神经受累的缘故。临床上清创时,应注意避免伤及神经,对有神经损伤的伤口,需进行缝合处理,促进神经纤维再生。

5. 电离辐射　能破坏细胞,损伤小血管,抑制组织再生,影响创伤愈合。

（汪晓庆）

 思考题

1. 死者,女性,69 岁,既往有高血压病病史二十余年。尸体解剖:左冠状动脉严重粥样硬化,左心室壁厚 1.6cm,有不规则灰白色病灶。镜下可见大量心肌细胞核溶解消失,胞质均质红染,周围部分心肌细胞体积增大,染色变深,部分心肌细胞体积缩小,细胞核周围有棕褐色颗粒状物,脾中央动脉及肾入球小动脉管壁增厚,均匀红染,管腔狭窄。

请问:尸检所见的心脏、脾脏和肾脏发生了什么病变? 请解释原因。

2. 患者,孙某,男性,67 岁。病史:生前患高血压近 20 年,半年前开始双下肢发凉,发麻,走路时有阵发性疼痛,休息后可缓解。近 1 个月前左足疼痛剧烈,感觉渐消失,足趾渐发黑、坏死,左下肢渐变细。3 天前生气后,突然昏迷,失语,右半身偏瘫,出现抽泣样呼吸。今晨5 时35 分呼吸心跳停止。尸检解剖:心脏明显增大,重945g,左心室壁明显增厚,心腔扩张。左胫前动脉及足背动脉,管壁明显不规则增厚,有一处管腔阻塞。左足趾变黑、坏死。左下肢肌肉萎缩明显变细。左大脑内囊有大片状出血。

请问:

（1） 孙某心脏重 945g 正常吗? 如不正常,是如何导致的?

（2） 孙某左下肢肌肉萎缩的原因及类型? 萎缩还有哪些病理类型?

第三章　局部血液循环障碍

学习目标

1. 具有对充血、淤血、出血、血栓形成、栓塞及梗死 5 个局部血液循环障碍问题的认知能力。
2. 掌握淤血、血栓形成、血栓、栓塞、栓子和梗死的概念;淤血的原因;血栓形成的条件和机制;栓子的运行途径。
3. 熟悉充血的概念、病理变化;淤血的病理变化、影响及结局及重要器官淤血;出血的病理变化、血栓形成的结局及对机体的影响;梗死的形态特征及类型。
4. 了解充血的类型及原因、影响及结局;出血的类型及原因、影响及结局;血栓的形成过程及形态;栓塞的类型及后果;梗死的原因及对机体的影响。
5. 学会应用本章局部血液循环障碍病理知识分析、解释相关的临床表现问题。

临床情景与学习导入

情景回放:

小马,因意外事故,皮肤大面积烧伤入院。住院期间从左侧股静脉反复多次输血、输液,历时 50 天。虽经积极抢救,终因治疗无效而死亡。

尸体解剖:左侧股静脉检查见有一长约 5.5cm、直径约 1.2cm 的血凝块形成;右侧肺组织检查见一大小约 2.2cm×1.9cm×1.6cm 的近锥体形暗红色改变区域。

思考任务:

小马左侧股静脉内的血凝块和右侧肺组织的病变是何物? 怎样引起的?

机体的血液循环障碍分为全身性和局部性两大类。全身性血液循环障碍是由整个心血管系统结构或功能异常所导致。局部血液循环障碍表现为:①血管内血液含量异常:表现为含血量增多充血和淤血、含血量减少缺血;②血管内成分溢出血管:表现为水肿、积液和出血;③血管内血液性状异常(由液态变为固态):表现为血栓形成;④血管内出现不溶于血液的异常物质:表现为栓塞;⑤血管内血流运行中断所致局部器官组织缺血性改变:表现为梗死。本章主要介绍充血,淤血,出血,血栓形成,栓塞和梗死。

第一节 充血和淤血

一、充血

充血(arterial hyperemia)是指局部组织或器官的动脉输入血量增多(图3-1)。

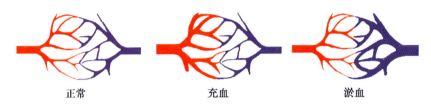

正常　　　　　　　　充血　　　　　　　　淤血

图3-1　正常与充血、淤血比较模式图
注:红色为动脉,蓝色为静脉

(一) 类型及原因

充血是一种主动过程,各种原因通过神经体液作用,使细动脉扩张,导致局部器官或组织动脉内过多的血液流入而发生充血。充血根据始动原因不同分为生理性和病理性两种:

1. 生理性充血　器官或组织在正常生理情况下,为适应生理需要和代谢增强而发生的充血。例如发生争吵时的面红耳赤,运动时的骨骼肌充血和各种导致情绪紧张的情况下的双颊部潮红。

2. 病理性充血　是指各种病理状态下,器官或组织的充血。主要有两种:

(1) 炎症性充血:较为常见。主要是在炎症早期,在致炎因子作用下引起神经轴索反射,使血管舒张神经兴奋以及血管活性胺类介质释放,使局部细动脉扩张充血。例如体表炎症早期局部的发红、发热与局部炎症性充血有关。

(2) 减压后充血:是指局部器官、组织长期受压,导致受压器官组织内的小血管张力降低,当压力突然解除时,受压的细动脉发生反射性扩张引起的充血。例如绷带过紧包扎肢体或腹水、腹腔内巨大肿瘤长期压迫腹腔内器官,若突然解开绷带、一次性迅速大量抽放腹水或摘除肿瘤,因局部压力迅速解除,受压组织内的细动脉发生反射性扩张,导致局部充血。

(二) 病理变化

肉眼观察:充血组织或器官体积轻度增大;充血若发生在体表,局部组织颜色鲜红,触之局部皮肤温度增高。镜下观察:局部组织或器官内细动脉及毛细血管扩张,含血量增多。

(三) 影响及结局

动脉性充血属于暂时性的血管反应,原因消除后,可恢复正常,通常对机体无不良后果。但是在患有高血压或动脉粥样硬化等疾病的基础上,在某些诱因(如情绪激动等)的作用下,引起局部有病变的血管扩张充血,可导致血管破裂出血,后果严重。例如,脑动脉硬化基础上充血,可造成脑出血。

生活中的病理知识

心脑血管疾病患者不宜情绪激动

　　观看对抗激烈的球赛、剧烈运动、激烈争吵等引起情绪激动时,为适应这种情绪的改变,机体脏器组织的功能和代谢加强,导致血管扩张、血流加速、血压上升、心率加快。患有动脉粥样硬化、高血压病等疾病时,机体的血管发生管壁增厚变硬、弹性下降及管腔狭窄等病理变化,其结果为血管壁对血流压力承受能力降低和单位时间内血流量减少。故在发生情绪激动的状况时,心肌耗氧增加,代偿不足就容易诱发急性心肌缺血、心肌梗死,发生急性心功能不全;脑血管因局部血流突然增多、血压升高就易于发生破裂导致脑出血。

　　心脑血管疾病患者淡泊宁静、"戒焦戒躁",保持心静,是预防心肌梗死、脑出血的最重要的方面。

二、淤血

　　淤血(congestion)是指局部组织或器官的静脉血液回流受阻,血液淤积于小静脉和毛细血管内(图3-1)。

(一)原因

　　淤血是一个被动过程,均是病理性的,可发生于局部或全身。主要原因有:

　　1. 静脉受压　局部静脉血管外部受到压力,引起血管管腔狭窄或闭塞,血液回流障碍,血液淤滞。常见有肿瘤压迫局部静脉引起周围组织淤血;妊娠时增大的子宫压迫髂总静脉引起下肢淤血水肿;肠疝嵌顿、肠套叠、肠扭转压迫肠系膜静脉引起局部肠段淤血;过紧的绷带、止血带压迫静脉引起相应部位淤血水肿。

　　2. 静脉管腔阻塞　多见于静脉内血栓形成或栓塞(如侵入静脉内的肿瘤细胞形成的瘤细胞栓)等,阻塞静脉血液回流,导致局部出现淤血。但由于静脉分支较多,又有丰富的吻合侧支,只有在静脉阻塞并且侧支循环不能有效建立的情况下,静脉管腔的阻塞才会发生淤血。

　　3. 心力衰竭　①左心衰竭:高血压病后期、风湿性心脏病、心肌梗死等引起左心衰竭时,由于肺静脉回流受阻,造成肺淤血和肺水肿;②右心衰竭:各种慢性阻塞性肺疾病等引起肺源性心脏病导致右心衰竭时,由于上、下腔静脉回流受阻,造成体循环淤血和水肿,常表现为肝淤血,严重时脾、肾、胃肠道及下肢也出现淤血和水肿;③全心衰竭:肺循环和体循环都发生淤血。

(二)病理变化

　　肉眼观察:淤血的局部组织和器官常体积增大、肿胀,重量增加,包膜紧张,颜色暗红或紫红色,切面湿润多血。淤血发生在体表,触之局部皮肤温度下降,是由于局部组织代谢减慢,产热减少。发生于体表的淤血,因血液内氧合血红蛋白减少而还原血红蛋白含量增加,可见局部皮肤呈紫蓝色,称为发绀(cyanosis)。镜下观察:局部组织或器官内细静脉及毛细血管扩张,含血量增多。

(三)影响及结局

　　淤血的后果取决淤血的部位、范围、程度、时间长短以及侧支循环建立情况等。轻度、短时间的淤血,原因去除,可恢复正常。长期持续慢性淤血,可引起淤血性水肿、淤血性出血、实质细胞萎缩、变性、坏死和淤血性硬化等(图3-2)。

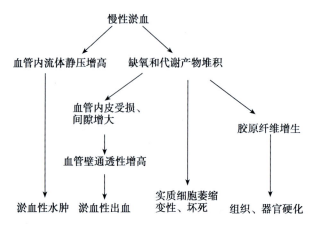

图3-2 慢性淤血后果模式图

(四) 重要器官淤血

1. 肺淤血 左心衰竭时,肺静脉回流受阻发生。患者临床上表现为明显气促、缺氧、发绀,咯出大量粉红色泡沫痰等症状。

肉眼观察:肺体积增大,重量增加,包膜紧张,边缘变钝,颜色暗红,质地变实,新鲜时切面可挤压出或流出淡粉红色或红色血性泡沫状液体。长期的慢性肺淤血,肺质地变硬,肉眼呈棕褐色,称为肺褐色硬化(lung brown sclerosis)。镜下观察:①肺泡壁毛细血管和小静脉广泛高度扩张,充满红细胞;②部分肺泡腔内见有多少不等的漏出液和漏出的红细胞;③部分肺泡腔内见心衰细胞(heart failure cell),是指左心衰竭肺淤血时肺泡腔内出现的含有棕黄色含铁血黄素颗粒的巨噬细胞(图3-3)。

2. 肝淤血 右心衰竭时,肝静脉回流受阻而发生。

肉眼观察:肝体积增大,包膜紧张,颜色暗红。长期慢性肝淤血时,肝的表面及切面可见呈红(淤血区)黄(脂肪变性区)相间的状似槟榔切面的条纹,称为槟榔肝(nutmeg liver)(图

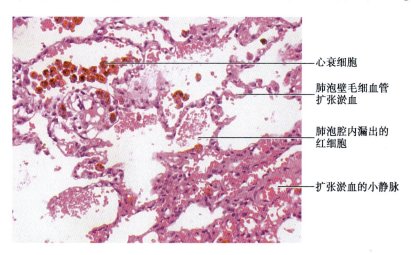

心衰细胞

肺泡壁毛细血管扩张淤血

肺泡腔内漏出的红细胞

扩张淤血的小静脉

图3-3 慢性肺淤血

3-4)。镜下观察:①肝小叶中央静脉和周围的肝窦扩张,充满红细胞;②肝小叶中央区肝细胞萎缩,肝小叶周边区肝细胞脂肪变性;③严重淤血时可见肝细胞坏死;④长期严重肝淤血,见肝脏间质纤维结缔组织增生,形成淤血性肝硬化(图3-4)。

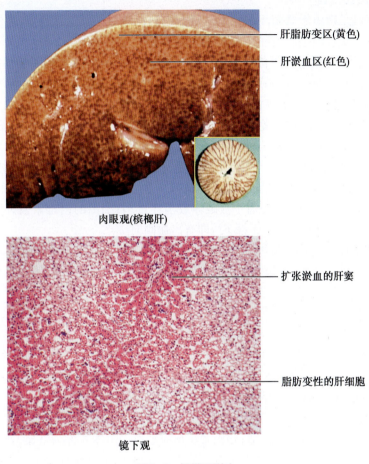

肝脂肪变区(黄色)

肝淤血区(红色)

肉眼观(槟榔肝)

扩张淤血的肝窦

脂肪变性的肝细胞

镜下观

图3-4　慢性肝淤血

第二节　出　血

出血(hemorrhage)是指血液从血管或心腔溢出。根据发生部位不同,出血可分为内出血(指血液溢入体腔或组织内)和外出血(指血液流出体外)。

一、类型及原因

按血液溢出的机制可分为破裂性出血和漏出性出血。

(一) 破裂性出血

破裂性出血是指心脏或血管壁破裂,血液流出。一般出血量较多。原因有:

1. 心血管机械性损伤　如割伤、刺伤、弹伤等。

2. 心血管壁或心脏病变　如心肌梗死后形成的室壁瘤、主动脉瘤或动脉粥样硬化破裂等。

3. 血管壁受周围病变侵蚀　如恶性肿瘤侵及其周围的血管;结核性病变侵蚀肺空洞壁

31

的血管;消化性溃疡侵蚀溃疡底部的血管等。

4. 静脉破裂　常见于肝硬化时食管下段静脉曲张,破裂出血。

5. 毛细血管破裂　多发生于局部软组织的损伤。

(二) 漏出性出血

漏出性出血是指由于微循环的毛细血管和毛细血管后静脉通透性增高,血液从扩大的内皮细胞间隙和受损的基底膜漏出血管外。常见原因:

1. 血管壁损害　是较常见的出血原因,常由缺氧、感染、中毒等因素的损害引起。如脑膜炎双球菌败血症、立克次体感染、蛇毒、有机磷中毒等损伤血管壁致通透性增高;维生素 C 缺乏时,毛细血管壁内皮细胞接合处的基质和血管外的胶原基质形成不足,致血管脆性和通透性增加;过敏性紫癜时,由于免疫复合物沉着于血管壁引起变态反应性血管炎,致血管壁通透性增高。

2. 血小板减少或功能障碍　如再生障碍性贫血、白血病、骨髓内广泛性肿瘤转移等,均可使血小板生成减少;原发性或继发性血小板减少性紫癜、弥散性血管内凝血(disseminated intravascular coagulation, DIC),使血小板破坏或消耗过多;细菌的内毒素及外毒素有破坏血小板的作用。血小板数少于 5×10^9/L 时,即有出血倾向。

3. 凝血因子缺乏　如凝血因子Ⅷ(血友病 A)、Ⅸ(血友病 B)、纤维蛋白原及凝血酶原等因子的先天性缺乏;肝实质如肝炎、肝硬化、肝癌等疾病时,凝血因子Ⅶ、Ⅸ、Ⅹ合成减少;DIC 时,凝血因子消耗过多。

二、病理变化

(一) 内出血

血液积聚于体腔内称体腔积血,如心包积血、胸腔积血、腹腔积血。在组织内局限性的大量出血,称为血肿,如硬脑膜下血肿、皮下血肿、腹膜后血肿。

(二) 外出血

鼻黏膜出血排出体外称鼻出血;呼吸系统出血经口排出体外称为咯血,如肺结核空洞或支气管扩张等出血;消化系统出血经口排出体外称为呕血,如消化性溃疡或食管静脉曲张破裂等出血;消化系统出血经肛门排出体外称便血,如结肠、胃出血等;泌尿系统出血经尿排出体外称尿血;微小的出血进入皮肤、黏膜、浆膜面形成较小(直径 1~2mm)的出血点称为瘀点;稍大(直径 3~5mm)的出血称为紫癜;直径超过 1~2cm 的皮下出血灶称为瘀斑。

三、影响及结局

缓慢少量的出血,多可自行止血。局部组织或体腔内的血液,可通过吸收或机化消除,较大的血肿吸收不完全则可机化或纤维包裹。

出血对机体的影响取决于出血的类型、出血量、出血速度和出血部位。破裂性出血若出血迅速,在短时间内丧失机体循环血量的 20%~25% 时,可导致出血性休克。漏出性出血,若出血广泛时,如肝硬化因门静脉高压发生广泛性胃肠道黏膜出血,也可导致出血性休克。发生在重要器官的出血,即使出血量不多,也可引起严重的后果,如心脏破裂引起心包内积血,由于心脏压塞,可导致急性心功能不全。脑出血,尤其是脑干出血,因重要的神经中枢受压可导致死亡。局部组织或器官的出血,可导致相应的功能障碍,如脑内囊出血引起对侧肢体的偏瘫;视网膜出血可引起视力减退或失明。慢性反复性出血还可引起缺铁性贫血。

第三节 血栓形成

血栓形成（thrombosis）是指在活体的心脏或血管内,血液凝固或血液中的某些有形成分析出凝集形成固体质块的过程。所形成的固体质块称为血栓（thrombus）。

一、血栓形成的条件及机制

血栓形成是血液在流动状态下,发生了血小板的活化和凝血因子被激活而使血液发生凝固。形成的条件有三个:

（一）心血管内皮细胞的损伤

心血管内皮细胞的损伤,是血栓形成的最重要和最常见的原因。在病理情况下,如心肌梗死、动脉粥样硬化、创伤性或炎症性的动、静脉损伤以及 DIC 等,造成心血管内皮细胞损伤,暴露内膜下胶原纤维及释放组织因子入血,分别启动外源性和内源性凝血系统引起血栓形成。

（二）血流状态的改变

血流状态的改变,主要是指血流速度减慢和血流产生漩涡等改变。当血流缓慢或有涡流形成时,血小板进入边流,增加了与内膜接触的机会和黏附内膜的可能性,有利于血栓形成;另外血流缓慢亦使已黏集的血小板及其局部形成的某些凝血因子不易被稀释和带走,进一步促进血栓的形成。

知识应用

预防静脉血栓形成的护理

临床上静脉输液时,为了防止因血管内皮细胞损伤引起血栓形成,应避免在同一部位反复多次进行静脉穿刺或使用留置针,应尽可能选择上肢粗静脉。对长期卧床的患者,应尽量避免在下肢近端使用留置针,且留置时间不能过长。预防静脉血栓形成的关键是避免引起血流缓慢的各种因素:①要尽量避免长期卧床、不运动下肢;②手术后在不影响伤口愈合的前提下,应帮助和鼓励患者尽早离床活动;③长期操作电脑者和长时间乘飞机、火车等要穿宽松的衣服和鞋袜,做些适当的活动以促进血液循环。

（三）血液凝固性增高

血液凝固性增高是指血液中血小板和凝血因子增多,或血液黏滞性增高,或纤维蛋白溶解系统活性降低而导致血液处于高凝状态。临床上致使血液凝固性增高的病理情况常见的有大面积烧伤、严重创伤、手术后或产后大出血、晚期恶性肿瘤广泛转移等,上述情形通过血液浓缩使黏稠度增加、出现大量幼稚的血小板使血小板黏性增加、癌细胞释放大量组织因子入血启动外源性凝血系统,而易于发生血液凝固,形成血栓。

上述血栓形成的三个条件是独立的,但往往同时存在,在不同情况下,其中某一个条件起着主导作用。例如创伤或手术后大失血,血栓的形成主要与血液的凝固性增加有关,但如若卧床过久,则血流缓慢促进血栓的形成。

历史长廊

血栓形成条件的提出者——鲁道夫·魏尔啸

鲁道夫·魏尔啸(Rudolf Virchow,1821—1902年),德国病理学家。1843年获柏林大学医学博士,1849年起担任维尔茨堡大学病理学教授。魏尔啸建立了细胞病理学、比较病理学(对比人与动物的疾病)以及人类学,被尊为"细胞病理学之父"。

魏尔啸是第一个发现白血病的人,他发现了肺动脉血栓的形成机制,并提出了"栓塞"这一术语。魏尔啸还提出了"魏尔啸三要素",即"血栓形成三要素"。而他最为人所熟知的理论则是他的"细胞皆源于细胞",这一理论与他的细胞病理学息息相关。1858年,他的《细胞病理学》出版,成为医学的经典,为疾病的病理学诊断和病理学本身的发展,作出了举世公认的划时代的重大贡献。

二、血栓形成的过程及形态

(一) 过程

血栓形成的过程分为三个阶段:

1. **起始阶段** 血小板黏附沉积与黏集形成血小板小堆,内源及外源性凝血系统启动,成为不可逆的血小板血栓,并形成作为延续性血栓的起始头部(图3-5)。由血小板黏附小堆开始,形成的血小板血栓是血栓形成的第一步,以后的发展、形成形态和组成成分以及血栓的大小,与血栓发生的部位和局部血流状态有关。

2. **延续阶段** 血小板不断激活和黏附,其下游的血流变慢和出现涡流,形成新的血小板小堆,使得血小板黏集堆不断扩大,这一过程反复交替进行,血小板黏附形成梁索状或珊瑚状突起的血小板小梁。在血小板小梁间由网有大量红细胞的纤维蛋白网填充。此阶段形成延续性血栓的中间体部(图3-5)。

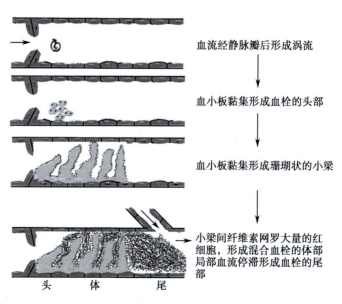

血流经静脉瓣后形成涡流

血小板黏集形成血栓的头部

血小板黏集形成珊瑚状的小梁

小梁间纤维素网罗大量的红细胞,形成混合血栓的体部局部血流停滞形成血栓的尾部

头 体 尾

图3-5 静脉内血栓形成示意图

3. 结尾阶段　血栓体积不断增大,致血管腔阻塞,局部血流停滞,血液迅速凝固,形成延续性血栓的结尾处尾部(图3-5)。

(二) 形态

血栓的形态可分为四种:

1. 白色血栓　常见于血流速度较快的心瓣膜、心腔内和动脉内以及静脉血栓的头部。例如,在急性风湿性心内膜炎时二尖瓣闭锁缘上形成的白色赘生物即为白色血栓;肉眼观察:灰白色,质地坚硬。单纯的白色血栓为小结节状或呈疣状赘生物,与瓣膜或血管壁紧密黏附不易脱落。镜下观察:主要由血小板和少量纤维蛋白构成,又称为血小板血栓。

2. 混合血栓　多发生在血流缓慢、出现涡流的静脉内,为静脉内延续性血栓的体部。肉眼观察:灰白色和红褐色层状交替的结构,又称为层状血栓。静脉内的混合血栓呈粗糙、干燥、圆柱状,与血管壁粘连(图3-6);心腔内、动脉粥样硬化溃疡部位或动脉瘤内的混合血栓,又称为附壁血栓(图3-7)。发生于左心房内的血栓,由于心房的收缩和舒张,混合血栓呈球状。镜下观察:可见淡红色的血小板小梁,小梁边缘附着白细胞,小梁间为纤维蛋白网和充满于网中的红细胞。

3. 红色血栓　主要见于静脉内,为静脉内延续性血栓的尾部。肉眼观察:新鲜的红色血栓湿润,暗红色,有一定的弹性,与血管壁无粘连。经过一定的时间后,血栓变得干燥、无弹性、质脆易碎,可脱落引起栓塞。镜下观察:凝固血液的改变。

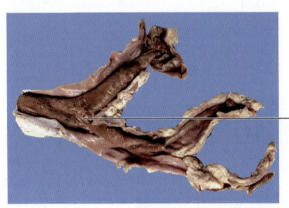

髂静脉内粗糙干燥圆柱状血栓,部分区域可见灰白与褐色相间的条纹

肉眼观

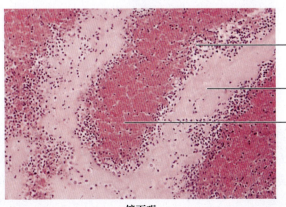

小梁边缘的白细胞

血小板凝集成小梁状

小梁之间血液凝固,充满大量凝固的纤维蛋白和红细胞

镜下观

图3-6　静脉内混合血栓

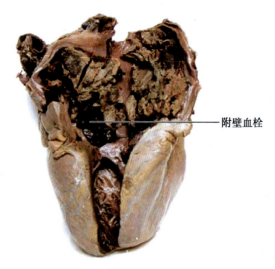

图 3-7 左心房附壁血栓

4. 透明血栓 主要见于 DIC 时微循环的小血管内,肉眼不能识别,只能在显微镜下观察到,又称为微血栓。镜下观察:由嗜酸性均质透明状的纤维蛋白构成,又称为纤维素性血栓(图 3-8)。

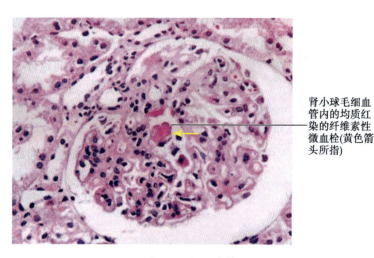

图 3-8 透明血栓

三、血栓形成的结局

(一) 软化、溶解吸收、脱落

新鲜的血栓,可被血栓内激活的纤维蛋白溶解酶和白细胞崩解释放的蛋白溶解酶软化而逐渐被溶解。小的血栓可完全被溶解吸收或被血流冲走不留痕迹;大的血栓部分软化溶解后,可在血流的冲击下形成碎片状或整个脱落而成为血栓栓子,其随血流运行并停留到远处的组织、器官的血管内,造成血栓栓塞。

(二) 机化、再通

1. 机化 若纤溶系统活性不足,血栓存在较长时间,则发生机化,即由血管壁向血栓内长入新生的肉芽组织并逐渐取代血栓的过程,称为血栓机化。在血栓形成后的 1~2 天已开始发生机化,较大的血栓约 2 周便可完全机化,机化后的血栓与血管壁紧密粘连,不易脱落(图3-9)。

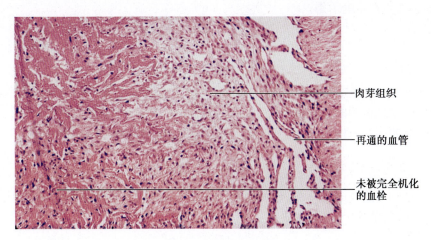

图3-9 血栓机化和再通

2. 再通 在血栓机化的过程中,由于水分被逐渐吸收,血栓干燥收缩,从而在血栓与血管壁之间出现裂隙,新生的血管内皮细胞长入并覆盖于裂隙的表面,形成新的血管腔,从而使已阻塞的血管部分地重新恢复血流,这一过程称为再通(图3-9)。

（三）钙化

若血栓未能被软化溶解吸收、又未被完全机化,可发生钙盐沉积,称为钙化。静脉内血栓的钙化称为静脉石,动脉内血栓的钙化称为动脉石。

四、血栓形成对机体的影响

血栓形成对机体利弊兼有。有利的作用:①主要是止血。例如,当胃、十二指肠溃疡底部和肺结核空洞壁血管破裂出血时,血管破裂口处形成的血栓可堵塞破裂口,起到止血作用;②炎症时病灶周围小血管内血栓形成,可防止病原微生物及其代谢产物随血流扩散。不利的作用:多数情况下,血栓形成会对机体造成不利的影响,主要有:

（一）阻塞血管

血栓形成后阻塞动脉管腔可引起局部组织或器官缺血缺氧,进而引起实质细胞萎缩、变性甚至坏死。如脑梗死、心肌梗死。血栓阻塞静脉管腔时,如果侧支循环未建立,可引起局部淤血、水肿、出血等;若侧支循环得以建立,局部血液循环状态得到改善,不会引起严重后果。

（二）栓塞

血栓部分或全部脱落成为血栓栓子,随血流运行,引起栓塞。若栓子内含有细菌,可引起栓塞组织发生败血性梗死或脓肿形成。

（三）心脏瓣膜变形

风湿性心内膜炎和感染性心内膜炎时,心瓣膜上形成的白色血栓机化后使瓣膜增厚、变硬、缩短和瓣叶之间粘连等,从而造成瓣膜口狭窄或关闭不全,进而导致心功能不全。

（四）广泛出血和休克

由于严重创伤、大面积烧伤、严重感染等引起 DIC 时,微循环内广泛的微血栓形成,消耗了大量的血小板和凝血因子,导致血液处于消耗性低凝状态而引起继发性全身广泛出血和休克,对机体产生严重的后果。

第四节 栓 塞

栓塞(embolism)是指在循环的血液中出现不溶于血液的异常物质,随血流运行阻塞血管腔的现象。阻塞血管的异常物质称为栓子(embolus)。栓子可以是固体、液体或气体。最常见的栓子是脱落的血栓,其他栓子有脂肪滴、羊水、空气和肿瘤细胞团等。

一、栓子的运行途径

栓子一般随血流方向运行,最终停留在口径与其相当的血管并阻断血流。栓子来源不同,其随血流运行的途径不同,主要有三种运行途径(图3-10):

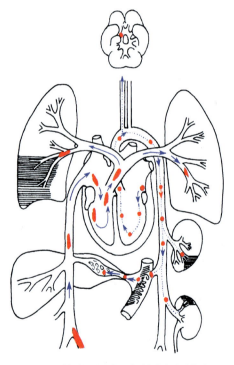

图 3-10　栓子运行途径与栓塞部位模式图

（一）来自左心和体循环动脉系统的栓子
随动脉血流运行,最终栓塞于各组织器官的口径与栓子直径相当的动脉分支内,常见栓塞于脑、脾、肾、四肢及指、趾部等。

（二）来自体循环静脉系统和右心的栓子
随静脉血流运行,最终进入肺动脉主干或其分支,引起肺栓塞。

（三）来自门静脉系统的栓子
如来自肠系膜静脉的栓子,随血流运行入肝,引起肝内门静脉分支的栓塞。

二、栓塞的类型及后果

根据栓子的不同,栓塞分为以下几种类型:

(一) 血栓栓塞

血栓栓塞是指由脱落的血栓引起的栓塞,是栓塞中最常见的类型,占栓塞的99%以上。因血栓栓子的来源、大小和栓塞部位的不同,对机体的影响也有所不同。

 知识拓展

易于发生血栓栓塞的病理情况

主要有三种:①长期卧床患者,在肢体受按摩或初次下床活动时,易使已经形成的血栓折断脱落或直接脱落,造成血栓栓塞。此种栓塞在临床上较常见。②静脉内的血栓,由一个静脉分支延长而进入下一静脉主干时,血栓易在分叉处折断并容易被血流带走,导致栓塞。③新形成的红色血栓,尚未机化时较易脱落形成栓塞。

1. 肺动脉栓塞 引起肺动脉栓塞的栓子95%以上来自下肢深部静脉,尤其是腘静脉、股静脉和髂静脉,偶见来自于盆腔静脉或右心的附壁血栓。肺动脉栓塞的后果取决于栓子的大小和数量。

(1) 中、小肺动脉血栓栓塞:引起肺动脉的小分支或毛细血管的栓塞。因肺动脉和支气管动脉之间有丰富的吻合支,故血管阻塞区的肺组织可由支气管动脉的血流通过吻合支供应血液,一般不引起严重后果。但若栓塞前,肺组织已有严重淤血,局部毛细血管内压力的升高影响支气管动脉的供血,可导致肺组织发生出血性梗死。当大量小栓子广泛地栓塞在肺动脉的多数分支时,可引起急性右心衰竭而猝死。

(2) 较大肺动脉血栓栓塞(图3-11):引起肺动脉主干或大分支的栓塞,一般后果严重。临床上可突然出现呼吸困难、发绀、休克等症状,更严重者可因急性呼吸、循环衰竭而死亡。

2. 体循环动脉系统栓塞 引起栓塞的血栓栓子80%来自左心,常见的是心肌梗死区心

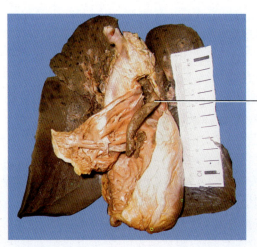

栓塞于肺动脉主干的长条状的混合血栓

图 3-11 肺动脉血栓栓塞

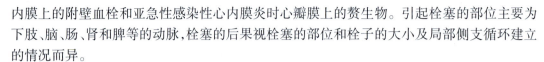

内膜上的附壁血栓和亚急性感染性心内膜炎时心瓣膜上的赘生物。引起栓塞的部位主要为下肢、脑、肠、肾和脾等的动脉，栓塞的后果视栓塞的部位和栓子的大小及局部侧支循环建立的情况而异。

（二）脂肪栓塞

脂肪栓塞是指由脂肪滴进入循环的血液引起的栓塞。脂肪性栓子常来源于长骨骨折、脂肪组织严重挫伤、骨科手术等，这些损伤导致脂肪细胞破裂和释放出脂滴，脂滴由破裂的骨髓血管窦状隙或静脉进入血液循环引起脂肪栓塞。

（三）羊水栓塞

羊水栓塞是指由羊水进入母体血液循环引起的栓塞。羊水栓塞是分娩过程一种罕见的十分严重危险的并发症，发病急，死亡率高。分娩过程中，当羊膜囊破裂、胎儿阻塞产道，子宫强烈收缩、宫内压增高时，可将羊水挤压入破裂的子宫壁静脉窦内，进而使羊水随体循环静脉系统血液回流至右心，再到达肺。

临床上常在分娩过程中或分娩后突然出现呼吸困难、发绀、抽搐、休克、昏迷甚至死亡。发病机制除了羊水引起肺血管的机械性阻塞外，还与羊水成分引起过敏性休克、羊水具有激活凝血过程的作用而引起 DIC 等有关。

（四）气体栓塞

气体栓塞是指由大量空气迅速进入血液循环或由原来溶解于血液内的气体迅速游离形成气泡引起的栓塞，前者为空气栓塞，后者是在高气压环境急速转到低气压环境的减压过程中发生的气体栓塞，称减压病。

1. 空气栓塞 是指静脉损伤破裂，外界空气从破裂处进入循环的血流引起的栓塞。如头颈、胸壁和肺手术或创伤时损伤静脉，使用正压静脉输液及人工气胸或气腹误伤静脉，空气可因吸气时静脉腔内负压而被吸引，从而由损伤口进入静脉。分娩或流产时，由于子宫强烈收缩，可将空气挤入子宫壁破裂的静脉窦内。

空气进入血液循环的后果取决于进入的速度和气体量：①少量空气入血，可被溶解于血液内，不会发生空气栓塞；②大量空气（约 100ml）迅速进入静脉，随血流到达右心后，由于心脏的搏动，将空气与心腔内的血液搅拌形成大量泡沫状血液（血气泡），使血液变成泡沫状充满心腔，阻碍静脉血的回流，引起严重的循环功能障碍。临床上可出现呼吸困难、发绀，重者导致猝死；③进入右心的部分气泡可直接进入肺动脉，阻塞肺的小动脉分支，引起肺小动脉空气栓塞。小气泡亦可经过肺动脉小分支和毛细血管到左心，进而引起体循环的一些器官栓塞。

2. 减压病 又称沉箱病或潜水员病，是指人体从高气压环境急速转到常压或低气压环境的减压过程中（如飞行员由地面升入高空或潜水员由深水潜出水面），原来溶解于血液、组织液和脂肪组织中的气体，包括氧气、二氧化碳和氮气迅速游离形成气泡。氧气和二氧化碳可再溶被吸收，但是氮气溶解迟缓，在血液和组织内形成很多微气泡或融合成大气泡，引起气体栓塞，又称氮气栓塞。

氮气栓塞部位不同，临床表现不同。位于皮下时引起皮下气肿（特别是富于脂肪的皮下组织）；位于肌肉、肌腱、韧带内引起关节和肌肉疼痛；位于局部血管内引起局部组织缺血和坏死，常见于股骨头、胫骨和髂骨的无菌性坏死；全身性特别是四肢、肠道等末梢血管阻塞可引起痉挛性疼痛；若短期内大量气泡形成，阻塞多数血管，尤其是阻塞冠状动脉时，可引起严重血液循环障碍甚至迅速死亡。

（五）其他栓塞

其他栓塞有：①肿瘤细胞栓塞，由恶性肿瘤细胞侵入血管并随血流运行引起的栓塞；②细菌栓塞，大量细菌存于血液中引起的栓塞；③寄生虫栓塞，是寄生虫及其虫卵寄生引起的栓塞，多见于寄生在门静脉的血吸虫及其虫卵栓塞于肝内门静脉小分支。

第五节 梗　　死

梗死（infarction）是指局部组织或器官由于血管阻塞、血流停止导致缺氧而发生的坏死。梗死一般是由于动脉的阻塞而引起的局部组织缺血坏死。静脉阻塞使局部血流停滞缺氧，也可引起梗死。

一、梗死的原因

任何引起血管管腔阻塞，导致局部血液循环中断和缺血的原因均可引起梗死。常见原因如下：

（一）血栓形成

是梗死最常见的原因。主要见于冠状动脉、脑动脉粥样硬化合并血栓形成时造成的心肌梗死和脑梗死。伴有血栓形成的脚背动脉闭塞性脉管炎可引起脚部梗死。静脉内血栓形成一般只引起淤血、水肿，但肠系膜静脉血栓形成可引起所属静脉引流肠段的梗死。

（二）动脉栓塞

多为血栓栓塞，也是梗死常见的原因之一。常引起肾、脾、肺和脑梗死中，血栓栓塞比血栓形成造成的梗死多见。

（三）血管受压闭塞

如位于血管外的肿瘤压迫血管；肠扭转、肠套叠和嵌顿性肠疝时，肠系膜静脉和动脉受压或血流中断；卵巢囊肿扭转及睾丸扭转致血流供应中断等引起的坏死。

（四）动脉痉挛

在动脉血管已有部分闭塞狭窄的基础上，若再发生持续性痉挛，可导致血流供应中断而引起梗死。如心脏冠状动脉、脑动脉粥样硬化合并血管持续性痉挛，可引起心肌梗死和脑梗死。

二、梗死的形态特征

（一）梗死灶的形状

取决于梗死器官、组织的血管分布。

1. 锥形或扇形　大多数器官如脾、肾、肺等，因血管呈锥形分支状分布，故梗死灶也呈锥形，切面呈扇形或三角形，其尖端（为血管阻塞处）指向脏器的门部，如指向脾门、肾门、肺门等，底部靠近器官的表面（图3-12）。

2. 不规则形或地图形　因心脏冠状动脉分支不规则，故心肌梗死灶的形状呈不规则形或地图形。

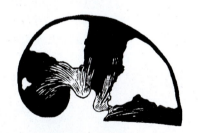

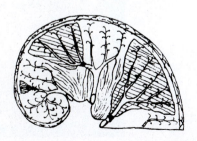

图3-12　肾动脉分支栓塞及肾贫血性梗死模式图

3. 节段形 肠系膜血管呈扇形分支支配某一段肠管,故肠梗死灶呈节段形。

（二）梗死灶的质地

取决于坏死的类型。多数实质性器官如心、脾、肾的梗死为凝固性坏死。脑梗死灶为液化性坏死,日久逐渐液化成囊腔状。

（三）梗死灶的颜色

取决于梗死灶内的含血量多少。含血量少时颜色灰白或灰黄,称为贫血性梗死。含血量多时颜色暗红,称为出血性梗死。

三、梗死的类型

梗死分为贫血性梗死和出血性梗死两种类型,二者的含血量、形成条件、好发部位和病理变化等特征见表3-1。

表3-1 贫血性梗死和出血性梗死特征

	贫血性梗死	出血性梗死
含血量	梗死灶内含血量少	梗死区内伴有弥漫性出血
形成条件	①组织结构致密 ②侧支循环不丰富	①组织结构疏松 ②严重淤血
好发部位	实质器官如心、肾、脑、脾等	肺、肠等
病理变化	肉眼观察: ①形状:梗死灶呈锥体形或不规则形(图3-13) ②颜色:梗死灶呈灰白色或灰黄色 ③质地:多为凝固性坏死,脑梗死为液化性坏死 ④与周围分界:梗死灶周围有明显的充血出血带,与周围组织分界清楚	肉眼观察: ①形状:梗死灶呈锥体形或节段形(图3-15、图3-16) ②颜色:梗死灶呈暗红色 ③质地:梗死灶较湿润 ④与周围分界:梗死灶周围无明显的充血出血带,与周围组织分界不清楚
	镜下观察:早期除新鲜出血性梗死灶内见大量红细胞外,二者基本相同。坏死组织的原有正常结构消失,仅轮廓残存;周围见充血出血带;有多量中性粒细胞浸润(图3-14)。后期为一片均匀红染无结构的坏死物质。晚期肉芽组织长入机化取代坏死组织、陈旧梗死灶机化为瘢痕组织	

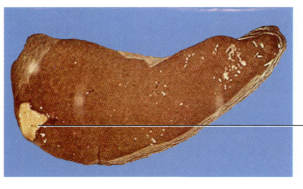

脾切面左下方一灰白色三角形梗死区

图3-13 脾梗死

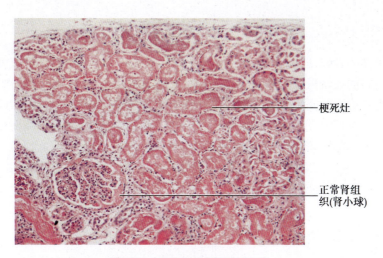

图 3-14 肾贫血性梗死（镜下）

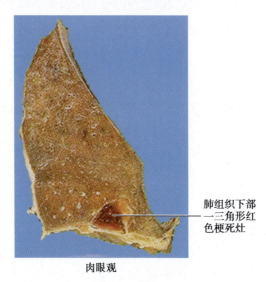

肉眼观

图 3-15 肺出血性梗死

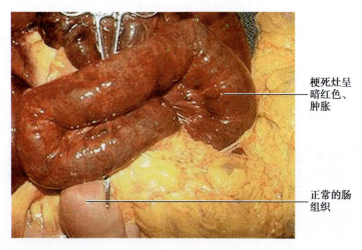

图 3-16 肠出血性梗死

四、梗死对机体的影响

梗死对机体的影响,取决于发生梗死的器官、梗死灶的大小、部位,以及有无细菌感染等因素。重要器官的大面积梗死可引起器官功能严重障碍,甚至导致死亡。例如大面积心肌梗死可导致心功能不全或死亡;大面积脑梗死可导致瘫痪或死亡。发生在肾、脾、肺的梗死,一般对机体的影响不大,仅引起局部症状。如肾梗死可出现腰痛和血尿;肺梗死可出现胸痛和咯血等。肠梗死除引起剧烈腹痛、血便外,可导致腹膜炎,若治疗不及时,后果严重。肺、肠和四肢的梗死,若继发细菌感染,因发生坏疽而后果严重。由含有化脓性细菌的栓子栓塞导致的梗死,梗死灶内可出现脓肿。

(张春雨)

思考题

1. 临床上护理工作中给患者输液要避免在同一部位反复进行静脉穿刺,或对长期卧床或手术后的患者,要帮助和鼓励及时做些适当的活动。

请问:

(1) 这样护理工作的意义?

(2) 否则有可能导致的后果是什么? 解释形成机制。

(3) 对于有可能导致的后果,它的发生可能会引起的最严重的临床疾患是什么? 如何发生的?

2. 产妇,刘某,33 岁,在入院剖宫产下一名男婴后,突然出现烦躁不安、咳嗽、呕吐、面色苍白、抽搐、呼吸困难等症状,之后出现休克、昏迷,经医院全力抢救无效后死亡。尸体解剖:死者肺小动脉管腔内可见角化上皮及胎脂;心肌间质、脑组织水肿;肝、脾、肾等器官淤血。

请问:

(1) 刘某肺部的病理诊断是什么?

(2) 解剖所见肺小动脉内的角化上皮及胎脂来自于什么? 解释发生的机制。

3. 患者,王某,男性,20 岁,腹痛 18 小时入院。查体:板状腹、压痛反跳痛明显。手术探查:见距小肠 Treitz 韧带 4.5 米处肠扭转,一段约 7cm 长的肠管发黑。临床诊断:肠扭转。治疗:手术切除坏死肠管。切除肠管肉眼观察:肠壁增厚呈暗红色出血坏死,肠黏膜皱襞消失,肠腔内充满圆柱状血凝块,浆膜失去正常光泽。

请问:

(1) 王某肠病变的病理学诊断是什么? 肉眼观察所见的改变如何发生的?

(2) 对王某若不积极给予手术治疗可能发生的后果?

第四章 炎 症

学习目标

1. 培养积极对待和正确认识炎症性疾病的意识;具有科学处理炎症性疾病问题的认知能力。
2. 掌握炎症、变质、渗出、增生、炎细胞、炎细胞浸润、脓肿、蜂窝织炎、炎性息肉、炎性假瘤、肉芽肿性炎的概念;基本病理变化;渗出的局部表现;急性炎症过程中的白细胞反应;急性渗出性炎症的病理学类型。
3. 熟悉炎症介质;假膜性炎、卡他性炎的概念;炎症的全身反应、意义;急性炎症过程中的血管反应;急性炎症的结局;慢性炎症的概念、原因及类型;一般慢性炎症的病理变化特点。
4. 了解炎症的原因、分类;炎症介质在炎症过程中的作用;肉芽肿性炎的机制及原因、病理变化特点。
5. 学会应用炎症病理知识分析、解释相关的临床表现问题。

临床情景与学习导入

情景回放:

赵师傅3天前在工地施工作业时,不慎摔倒,左膝部外侧擦蹭一坚硬钢筋的外露断端,当时局部皮肤浅表线条状破裂,破口边缘渗出少许血液,未予以处理。今日晨起感轻度发热,左膝部外侧受伤处破裂口皮肤溃烂,见渗出黄白色脓性物质,其周围皮肤表面红肿状,触摸局部皮肤发热、感疼痛,影响关节活动,遂入院。体查:体温38.1℃,白细胞总数:22×10^9/L,中性粒细胞80%。切开左膝部外侧破裂口,皮肤及皮下组织见一黄白色脓性坏死区,范围3cm×3cm×1.5cm。

思考任务:

赵师傅左膝部外侧损伤后的"皮肤浅表线条状破裂"为何会导致后续问题的发生?

机体的细胞、组织或器官受损伤因子作用发生损伤时,局部和全身可发生一系列复杂反应,以局限和消灭损伤因子,清除和吸收坏死组织,并修复损伤,机体的反应称为炎症(inflammation)。炎症对机体既有重要的防御作用,同时也有不同程度的危害。

第一节 炎症的概述

一、炎症的概念

炎症是指具有血管系统的生活机体对各种致炎因子引起的损伤所发生的以防御为主的反应。炎症是最常见的基本病理过程。单细胞和多细胞生物对损伤发生的吞噬损伤因子、以细胞或细胞器肥大应对有害刺激物等反应不能称为炎症。只有当生物进化到具有血管系统，发生以血管反应为中心环节和主要特征，同时保留吞噬和清除功能的复杂而完善的反应时，才是炎症反应。

机体的炎症反应过程，一是损伤因子引起细胞、组织的损伤；二是于此同时，机体可通过一系列反应，消灭损伤因子；三是局部细胞和组织增生，修复损伤，因而，炎症是损伤、抗损伤和修复统一的过程。

二、炎症的原因

凡能引起机体细胞和组织损伤的因子都能引起炎症，引起炎症的损伤因子称为致炎因子，其种类繁多，主要包括以下几类：

（一）生物性因子

为最常见的致炎因子。如细菌、病毒、支原体、立克次体、螺旋体、真菌、原虫和寄生虫等各种病原微生物。由生物性因子引起的炎症称为感染。细菌及其释放的内毒素、外毒素以及分泌的某些酶可引起炎症。病毒可通过在细胞内复制，导致损伤。某些病原体如寄生虫和结核杆菌，可通过免疫反应损伤组织引起炎症。

（二）物理性因子

如高温、低温、机械力、大气压、电流、电离辐射、紫外线和放射线等。这些因素达到一定的强度和作用时间，可引起组织损伤而引发炎症。

（三）化学性因子

包括外源性和内源性的某些化学物质。外源性化学物质如强酸、强碱、强氧化剂等。内源性化学物质有坏死组织的分解产物和体内的某些代谢产物，如尿素、尿酸等。化学物质在体内蓄积达到一定的浓度和剂量时，可引起组织损伤导致炎症。

（四）组织坏死

各种原因引起的组织坏死是潜在的致炎因子。如缺血缺氧引起的梗死和肿瘤性坏死等，在坏死灶周围出现的充血出血带和炎细胞浸润，就是炎症性改变。

（五）变态反应

当机体的免疫功能异常时，可通过诱发免疫反应引起组织损伤而引发炎症反应。如青霉素过敏反应、肾小球肾炎、系统性红斑狼疮和类风湿性关节炎等。

（六）异物

手术缝线、粉尘或物质碎片等残留在机体组织内，可导致炎症。

三、炎症的基本病理变化

炎症局部组织的基本病理变化表现为变质、渗出和增生。

（一）变质

变质（alteration）是指炎症局部组织发生的变性和坏死。引起变质性病变的主要原因可以是致炎因子的直接作用，也可以是由于局部血液循环障碍和炎症反应产物间接作用引起。变质可以发生于实质细胞，也可以发生于间质细胞。实质细胞常出现的变质性变化包括细胞水肿、脂肪变性、凝固性坏死和液化性坏死等。间质细胞常出现的变质性变化包括黏液样变性和纤维素样坏死等。变质性病变的程度不但取决于致炎因子的性质和强度，还取决于机体的反应情况。

（二）渗出

渗出（exudation）是指炎症局部组织血管内的液体成分、蛋白质和各种白细胞通过血管壁进入组织间隙、体腔、黏膜表面和体表的过程。以血管反应为中心的渗出性反应是炎症的重要形态学标志，是消除病因和有害物质的重要环节。炎症时渗出的液体和细胞成分构成渗出物或渗出液（exudate）。渗出液积聚在组织间隙，称为炎性水肿；渗出液积聚在体腔（胸腔、腹腔、心包腔）或关节腔，称为炎性积液。

由于单纯的毛细血管内压增高、血浆胶体渗透压降低或血管通透性增高等非炎症性原因引起的血液成分由血管内进入血管外，称为漏出，漏出的液体和细胞成分构成漏出物或漏出液（transudate）。炎症时的渗出液和非炎症性的漏出液均可引起水肿和积液。临床上正确区别渗出液与漏出液，对某些疾病的诊断和鉴别诊断具有重要的意义。渗出液与漏出液的区别见表4-1。

表4-1　渗出液与漏出液的比较

	渗出液	漏出液
原因	炎症	非炎症
蛋白量	>30g/L	<30g/L
细胞数	通常>500×10^6/L	通常<100×10^6/L
比重	>1.018（多数>1.020）	<1.018
外观	浑浊	清亮
凝固性	易自凝	不自凝

总的情况下，炎症局部的渗出液对机体具有积极有利的抗损伤防御作用：①稀释和中和毒素，减轻毒素对局部组织的损伤作用；②为局部带来营养物质和运走代谢产物；③渗出液中所含的抗体、补体和溶菌物质等有利于消灭病原体；④渗出液中的纤维素交织成网，不仅可限制病原微生物的扩散，还有利于白细胞吞噬消灭病原体，在炎症后期的纤维素网架可成为修复的支架，并有利于成纤维细胞产生胶原纤维；⑤渗出液中的白细胞可吞噬和杀灭病原体，清除坏死组织；⑥渗出液中的病原体及其毒素随淋巴液回流到达局部淋巴结，刺激细胞免疫和体液免疫的产生。

但是如若渗出液过多则会给机体带来不良影响，主要是压迫或阻塞，加重局部血液循环障碍或影响器官功能。如大量心包积液时，可压迫心脏影响舒缩功能；如青霉素过敏反应导致喉头水肿引起气道阻塞，严重时可造成窒息而发生死亡。有时，渗出液中的大量纤维素不能完全被吸收时，发生机化，导致粘连。如心包粘连、胸膜粘连等。

（三）增生

增生(proliferation)是指在某些致炎因子作用下,炎症局部的实质细胞和间质细胞增生。实质细胞的增生,如鼻黏膜慢性炎症时被覆上皮和腺体的增生,慢性肝炎时肝细胞的增生。间质细胞的增生包括巨噬细胞、内皮细胞和成纤维细胞的增生。实质细胞和间质细胞的增生是相应的生长因子刺激的结果。炎症性增生具有限制炎症扩散和修复损伤组织的功能。

任何炎症局部都具有变质、渗出和增生三种基本病变。在不同类型的炎症或同一炎症的不同阶段,炎症局部的基本病变不尽相同,有的以变质性病变为主,有的以渗出性病变为主,有的以增生性病变为主。一般来说,炎症的早期和急性炎症局部多以变质和渗出性病变为主,而炎症的后期或慢性炎症局部则多以增生性病变为主。但也有少数炎症例外,如急性肾小球肾炎和伤寒在临床上呈急性经过,但炎症局部基本病变主要以增生性病变为主。变质、渗出和增生三者在一定的条件下可以互相转化。

四、炎症的局部表现和全身反应

（一）炎症的局部表现

主要包括红、肿、热、痛和功能障碍。

1. 红　炎症局部早期因动脉性充血而呈鲜红色;后期因静脉淤血而呈暗红色。

2. 肿　急性炎症时,由于局部血管通透性增高炎性渗出物集聚导致局部肿。慢性炎症时,主要是由于组织和细胞增生所致局部肿胀。

3. 热　是指炎症局部组织温度升高。是由于动脉性充血,血流加快,血流量增多,组织代谢增强,产热增多所致。

4. 痛　炎症局部疼痛是由于感觉神经末梢受渗出物压迫、局部 H^+、K^+ 浓度增高刺激以及炎症介质的致痛作用所致。

5. 功能障碍　由于炎症局部实质细胞变性坏死、代谢障碍、渗出物的压迫或阻塞及局部组织的肿胀、疼痛等,均可导致炎症局部组织或器官的功能障碍。

（二）炎症的全身反应

当炎症局部的病变比较严重,特别是病原体在体内蔓延播散时,可出现明显的全身性反应,例如发热、末梢血中白细胞数目的改变、心率加快、血压升高、寒战和食欲不振等。

1. 发热　是指机体在各种发热激活物的作用下,如各种病原体及其毒素可作为外致热原,刺激机体产生致热原细胞,使之产生并释放内生致热原,如白细胞介素-1(IL-1)和肿瘤坏死因子(TNF)等。内生致热原作用于下丘脑体温调节中枢,改变中枢发热介质,使体温调节中枢的调定点上移,从而引起产热增多,散热减少,引起体温升高。

一定程度的发热,因能使机体代谢增强,促进抗体形成,增强单核巨噬细胞系统的吞噬功能以及可以促进肝脏解毒功能,故而对机体具有一定的防御意义。但是高热或持久的发热,因引起机体各系统,特别是中枢神经系统功能紊乱,从而导致危害。在临床上,一些炎症病变严重时,出现机体体温不升高反而降低的现象,患者预后不良,提示机体抵抗力低下。

2. 末梢血中白细胞计数改变　白细胞计数增加是炎症反应的常见表现,特别是细菌感染所引起的炎症。白细胞增多可增强炎症反应,具有重要的防御意义。白细胞计数可达 $15\,000 \sim 20\,000/mm^3$;如果末梢血中白细胞计数达到 $40\,000 \sim 100\,000/mm^3$,称为类白血病反应。

（1）增多类型的表示意义:增多的白细胞的类型与炎症的类型和感染的病原体的种类

有关。急性炎症早期和多数细菌感染尤其是化脓菌感染时,以中性粒细胞增多为主;病毒感染时,以淋巴细胞、单核细胞增多为主;寄生虫感染或变态反应性炎症时,以嗜酸性粒细胞增多为主;急性炎症后期和慢性炎症时,以淋巴细胞和浆细胞增多为主;肉芽肿性炎症时,以单核细胞增多为主。

（2）白细胞改变的程度与机体的抵抗力和感染程度有关:严重感染时,末梢血中可出现相对不成熟的中性粒细胞,表现为核分叶减少或呈杆状核的中性粒细胞所占比例增加,称为"核左移"。机体抵抗力严重低下,感染严重时,白细胞增加不明显,甚至减少。

（3）白细胞计数减少:多数病毒、立克次体和原虫感染,甚至极少数细菌(如伤寒杆菌)感染则引起末梢血白细胞计数减少。

因此,临床上,通过对血中白细胞计数和分类的检查,对于病因诊断、病情和预后的判断具有重要意义。

五、炎症的意义

炎症对机体具有重要的防御意义,主要有:①局限致炎因子,阻止病原微生物及其毒素的蔓延播散。炎性渗出物中的纤维素交织成网,可限制病原微生物的扩散;炎性增生也可限制炎症的扩散。②液体和白细胞的渗出可稀释中和毒素、消灭致炎因子和清除坏死组织。③炎症局部的实质细胞和间质细胞的增生,完成炎症修复,恢复组织和器官的功能。

但是在一定情况下,炎症对机体也具有潜在的危害性:①当炎症引起组织和器官的实质细胞发生严重的变性和坏死时,可影响受累组织和器官的功能,例如病毒性心肌炎可以影响心脏的功能。②当发生大量炎性渗出物累及重要器官时,可造成严重后果,例如细菌性脑膜炎时,蛛网膜下腔内有大量脓性渗出物,可引起颅内压增高,甚至形成脑疝而威胁生命。③炎症时某些增生性病变,有时也可造成不良影响。例如结核性心包炎引发的心包纤维化增厚、粘连,形成缩窄性心包炎,严重影响心脏的功能。④长期的慢性炎症刺激还可诱发某些肿瘤,例如慢性溃疡性结肠炎多导致发生结肠癌。因此,在临床上治疗炎症性疾病时,除了消除致病因子外,有时还需采取一系列措施以控制炎症反应。

六、炎症的分类

目前,炎症的分类方法较多,可根据炎症局部的基本病变、炎症持续的时间、炎症累及的器官和炎症病变的程度进行分类。

（一）按炎症时局部组织的基本病变分类

此为病理学分类法。根据炎症时局部组织基本病变主要表现的不同,将炎症分为变质性炎、渗出性炎和增生性炎三大类。任何炎症局部都包含变质、渗出、增生这三种基本病变,但往往以一种病变为主。以变质性病变为主时称为变质性炎;以渗出性病变为主时称为渗出性炎;以增生性病变为主时称为增生性炎。渗出性炎又根据渗出物的主要成分和病变特点不同,分为浆液性炎、纤维素性炎、化脓性炎和出血性炎等,具体内容将在本章第二节详细介绍。

（二）按炎症持续的时间分类

临床上,通常根据炎症发病缓急程度、病程持续时间的不同,将炎症分为急性炎症和慢性炎症两种。

1. 急性炎症　起病急,进展快,临床症状明显,病程短,可持续数天,一般不超过 1 个月。炎症局部的基本病变以渗出为主,病灶区内浸润的炎细胞主要为中性粒细胞。但有时也可表现为变质或增生性病变为主,前者如急性病毒性肝炎,后者如伤寒。

2. 慢性炎症　起病缓慢,临床症状不明显,病程较长,可持续数月至数年。可由急性炎症反复发作,逐渐发展而来,也可起病隐匿。炎症局部的基本病变以增生为主,病灶内浸润的炎细胞主要为淋巴细胞、浆细胞和巨噬细胞。有时可急性发作,如慢性阑尾炎急性发作。

变质性和渗出性炎在临床上多属急性炎症,增生性炎在临床上多属慢性炎症。但亦有少数例外,如急性肾小球肾炎、伤寒等为急性增生性炎。

（三）按炎症累及的器官分类

在病变器官后加"炎"字,如心肌炎、肝炎、肾炎等。临床上,还常用具体受累的解剖部位或致病因子等加以修饰,如肾盂肾炎、肾小球肾炎、病毒性心肌炎、细菌性心肌炎等。

（四）按炎症病变的程度分类

将炎症分为轻度、中度和重度炎症三种。

第二节　急　性　炎　症

急性炎症是机体对某些致炎因子引起的损伤所发生的一种快速反应,目的是把白细胞和血浆蛋白(如抗体、补体和纤维素)运送到炎症病灶,杀伤和清除致炎因子。机体在急性炎症过程中,主要发生一系列的血管反应和白细胞反应。

一、急性炎症过程中的血管反应

急性炎症过程中,局部组织的血管主要发生血流动力学改变和血管通透性增加两个反应,一是引起血流加速和血流量增加,二是把血浆蛋白和白细胞运送到血管外组织。

（一）血流动力学改变

急性炎症时,由于致炎因子和炎症介质的作用,很快发生一系列的血流动力学改变,主要是血管口径和血流量的变化,其发生发展顺序见图 4-1。

1. 细动脉短暂收缩　在损伤后立即出现,通过神经调节和炎症介质引起,仅持续几秒钟。

2. 血管扩张和血流加速　细动脉短暂收缩之后,发生扩张,然后毛细血管床开放,导致局部血流加快,血流量增多,形成动脉性充血,称为炎性充血。这是炎症局部组织发红、发热的原因。炎性充血的形成与神经和体液因素有关。神经因素即轴突反射,体液因素主要是由于组胺、一氧化氮(NO)、缓激肽和前列腺素等炎症介质作用于血管平滑肌而引起。

3. 血流速度减慢　随着动脉性充血的不断发展,毛细血管和小静脉进一步扩张,血管通透性升高,血浆渗出,血液浓缩,红细胞浓集,血液黏稠度增加,血流阻力增大,因此,血流速度减慢,血液淤积甚至淤滞,形成静脉淤血。血流速度减慢和血液淤滞有利于白细胞从轴流进入边流,黏附于血管内皮细胞表面,并渗出到血管外。

（二）血管通透性增加

急性炎症时血管通透性增加是导致炎症局部组织血管内液体、蛋白和白细胞渗出的重

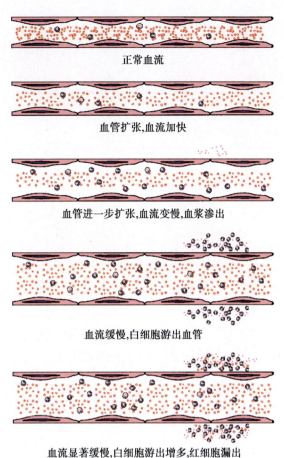

正常血流

血管扩张,血流加快

血管进一步扩张,血流变慢,血浆渗出

血流缓慢,白细胞游出血管

血流显著缓慢,白细胞游出增多,红细胞漏出

图4-1 血流动力学变化模式图

要原因。引起血管通透性增加的机制见图4-2。

1. 内皮细胞收缩 在组胺、缓激肽、白细胞三烯(LT)、TNF、IL-1 等炎症介质作用下,内皮细胞迅速发生收缩,之间间隙扩大,导致血管通透性增加。

2. 内皮细胞损伤 烧伤和化脓菌感染等严重损伤时,直接损伤内皮细胞,使之坏死脱落,导致血管通透性增加。这种反应明显且发生迅速,可持续几小时到几天。

3. 内皮细胞穿胞作用增强 血管内皮细胞生长因子(VEGF)可引起内皮细胞穿胞通道数量增加和口径增大,使血管内富含蛋白质的液体通过穿胞通道穿越内皮细胞的穿胞作用能力提高。

4. 新生毛细血管高通透性 炎症修复新生的毛细血管内皮细胞连接不全,因而新生毛细血管具有高通透性。

二、急性炎症过程中的白细胞反应

急性炎症反应过程中,白细胞参与了一系列复杂的反应,主要包括:①白细胞的渗出和趋化;②白细胞的激活、吞噬作用和免疫作用;③白细胞的损伤作用。

(一)白细胞的渗出和趋化

白细胞渗出是指炎症过程中白细胞通过血管壁游出到血管外的过程,是炎症反应最重

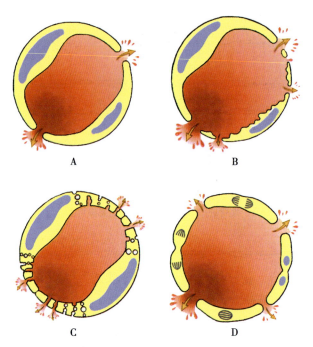

图4-2 血管壁通透性增加的机制模式图

A. 内皮细胞收缩,累及细静脉;B. 内皮细胞损伤,累及全部微循环;C. 穿胞作用增强,累及细静脉;D. 再生内皮细胞,主要累及毛细血管

要的特征。渗出于血管外的白细胞称为炎细胞。渗出的炎细胞聚集于炎症病灶的现象称为炎细胞浸润。白细胞渗出是一个复杂的连续过程,包括白细胞边集和滚动、黏附和游出,并在趋化因子的作用下在组织中游走到达炎症病灶(图4-3)。

1. 白细胞边集和滚动　随着血流速度减慢以至停滞,白细胞由轴流进入边流,到达血管的边缘部称为白细胞边集。此时,内皮细胞被细胞因子和其他炎症介质激活,并表达黏附

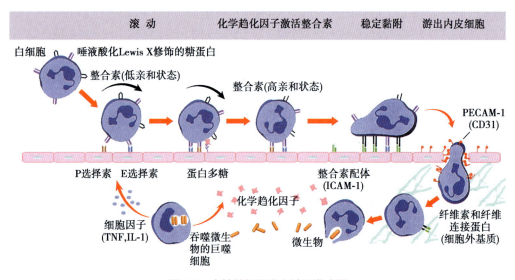

图4-3 中性粒细胞渗出过程模式图

分子,边集的白细胞与内皮细胞表面的黏附分子不断地发生结合和分离,白细胞在内皮细胞表面翻滚,称为白细胞滚动。

2. 白细胞黏附 白细胞与内皮细胞的黏附是通过白细胞表面的整合素与内皮细胞表达的配体介导的,通过一系列复杂的反应过程,使白细胞紧密黏附于内皮细胞表面。白细胞紧密黏附于内皮细胞表面是从血管中游出的前提。

3. 白细胞游出 白细胞穿过血管壁进入周围组织的过程,称为白细胞游出。主要是由炎症病灶产生的化学趋化因子介导的,这些化学趋化因子作用于黏附在血管内皮的白细胞,刺激白细胞以阿米巴样运动的方式从内皮细胞连接处游出。

4. 趋化作用 游出血管外的炎细胞是通过趋化作用(chemotaxis)聚集到炎症病灶。趋化作用是指炎细胞沿着化学物质浓度梯度向着化学刺激物作定向移动。能吸引炎细胞定向移动的化学刺激物称为趋化因子(chemotactic factor)。

(二) 白细胞的激活、吞噬作用和免疫作用

1. 激活 炎细胞聚集到炎症病灶后,通过多种受体来识别微生物和坏死组织,然后被激活。

2. 激活后,炎细胞通过吞噬作用和免疫作用发挥杀伤和清除的作用。

(1) 吞噬作用:是指炎细胞吞噬病原体、组织碎片和异物的过程。具有吞噬作用的细胞主要为中性粒细胞和巨噬细胞。炎症病灶的巨噬细胞主要来自血液的单核细胞和局部的组织细胞。巨噬细胞受到外界刺激因素作用后即可被激活。炎细胞的吞噬过程包括识别和附着、吞入、杀伤和降解三个阶段(图4-4)。吞噬作用是炎症防御反应中最重要的环节。通过吞噬作用,绝大多数病原体可被杀灭和降解,但也有少数如结核杆菌可在白细胞内长期存活,当机体抵抗力降低时,这些细菌可生长繁殖,并可随吞噬细胞的游走在体内播散。

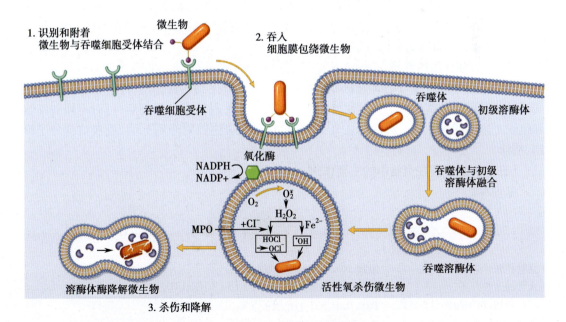

图4-4 白细胞吞噬过程模式图

(2) 免疫作用:抗原进入机体后,被巨噬细胞吞噬处理,然后将抗原信息传递给T淋巴细胞和B淋巴细胞,免疫活化的淋巴细胞分别产生淋巴因子或抗体,发挥杀伤病原微生物的作用。具有免疫作用的细胞主要为单核细胞、淋巴细胞和浆细胞。

（3）吞噬作用和免疫作用的意义：白细胞的吞噬作用和免疫作用在机体抵抗病原体过程中起着极其重要的作用。任何能够影响其黏附、趋化、吞入、杀伤和降解的先天性或后天性的白细胞缺陷，都可造成白细胞的炎症防御反应功能障碍，临床上则出现反复感染和创伤愈合不良。如 Chediak-Higashi 综合征为常染色体隐性遗传病，为一种编码蛋白的基因缺陷，表现为白细胞数目减少，溶酶体向吞噬体注入障碍以及细胞毒性 T 淋巴细胞正常分泌具有溶解作用的颗粒障碍，引起严重的免疫缺陷和反复发生感染；又如由于 NADPH 氧化酶某种成分的基因缺陷，吞噬细胞 NADPH 氧化酶缺乏，H_2O_2 产生障碍，导致依赖活性氧杀伤的机制缺陷，可引起慢性肉芽肿性疾病。

（三）白细胞的组织损伤作用

白细胞的激活和吞噬过程中，不仅向吞噬溶酶体内释放产物，而且还将产物溶酶体酶、活性氧自由基等释放到细胞外间质中，损伤正常细胞和组织，加重原始致炎因子的损伤作用并因此延长炎症反应过程。白细胞介导的组织损伤见于多种疾病，例如肾小球肾炎、哮喘、移植排斥反应和肺纤维化等。

三、炎症介质在炎症过程中的作用

炎症介质（inflammatory mediator）是指炎症过程中参与和介导炎症反应的化学因子。炎症的血管反应和白细胞反应都有炎症介质的作用。

（一）炎症介质的来源

可来自细胞和血浆。①来自细胞的炎症介质：以细胞内颗粒的形式贮存于细胞内，有些在需要的时候释放到细胞外或有些在致炎因子的刺激下即刻合成。产生急性炎症介质的细胞主要是中性粒细胞、单核巨噬细胞和肥大细胞，间质细胞（内皮细胞、平滑肌细胞、成纤维细胞）和多数上皮细胞也可产生炎症介质。②来自血浆的炎症介质：主要在肝脏合成，以前体的形式存在，经蛋白酶水解后激活。

（二）炎症介质的性质

多数炎症介质通过与靶细胞表面的受体结合发挥其生物活性作用，但有些炎症介质有酶活性或者可介导氧化损伤。一种炎症介质可作用于一种或多种靶细胞，可对不同的细胞和组织产生不同的作用。炎症介质寿命短暂，释放后很快被酶降解灭活，或被拮抗分子抑制、清除。

（三）炎症介质在炎症中的主要作用

见表4-2。

表4-2 主要炎症介质及其作用

功 能	炎 症 介 质
血管扩张	组胺、NO、缓激肽、前列腺素
血管通透性升高	组胺、5-羟色胺、缓激肽、C3a、C5a、LTC_4、LTD_4、LTE_4、PAF、P 物质
趋化作用、白细胞渗出和激活	TNF、IL-1、化学趋化因子、C3a、C5a、LTB_4
发热	IL-1、TNF、前列腺素
疼痛	前列腺素、缓激肽、P 物质
组织损伤	白细胞溶酶体酶、活性氧、NO

四、急性炎症的病理学类型

急性炎症在通常多数情况下的主要病理变化表现为渗出性病变,故本节重点介绍急性渗出性炎的病理学类型。根据渗出物的主要成分和病变特点不同,急性渗出性炎分为浆液性炎、纤维素性炎、化脓性炎和出血性炎。

(一)浆液性炎

浆液性炎(serous inflammation)是指以大量浆液渗出为特征的炎症。渗出物主要为清蛋白,其中混有少量中性粒细胞和纤维素。浆液性炎常发生于黏膜、浆膜、滑膜、皮肤和疏松结缔组织等。黏膜表面的渗出物沿着黏膜顺势向下流称为卡他(catarrh),黏膜的渗出性炎称为卡他性炎,故发生于黏膜的浆液性炎又称浆液性卡他性炎,如感冒初期,鼻黏膜排出大量的浆液性分泌物,沿鼻黏膜表面向下流形成的"鼻涕"。发生于浆膜或滑膜的浆液性炎,可在浆膜腔内或滑膜腔内积聚,形成积液,如胸腔积液、关节腔积液。发生于皮肤或黏膜内的浆液性炎,可在表皮内、表皮下或黏膜下积聚,形成水疱,如皮肤Ⅱ度烧伤时引起的水疱。浆液性渗出物如发生在疏松结缔组织则弥漫浸润引起局部组织炎性水肿,如脚扭伤时发生的局部炎性水肿性肿胀。

浆液性炎的结局:浆液性炎一般易吸收消散。若浆液渗出过多则有不利影响,甚至导致严重后果。如喉头浆液性炎渗出过多可造成喉头水肿,甚至引起窒息死亡。胸膜腔和心包腔内大量浆液渗出可影响肺和心脏的功能。

(二)纤维素性炎

纤维素性炎(fibrinous inflammation)是指以大量纤维蛋白原渗出为特征的炎症。此种炎症渗出物主要是纤维蛋白原,继而形成纤维蛋白,即纤维素,混有少量浆液和中性粒细胞。纤维素原大量渗出,是血管壁严重损伤,通透性明显增加的缘故,多由某些细菌毒素,如白喉杆菌、痢疾杆菌和肺炎球菌的毒素或各种内、外源性毒物,如尿毒症的尿素和汞中毒引起。纤维素性炎常发生于黏膜、浆膜和肺组织。

1. 黏膜的纤维素性炎 发生时,在黏膜的表面,渗出的纤维素、白细胞、坏死的黏膜组织和病原菌等,形成一层灰白色的膜状物,称为假膜,将此类炎症又称为假膜性炎(pseudomembranous inflammation)。如白喉、细菌性痢疾等。对于白喉的假膜性炎,由于咽喉部黏膜与深部组织结合较牢固,故咽喉部的假膜不易脱落,称为固膜性炎;而因气管黏膜与其下组织结合较疏松,故气管的假膜较易脱落,称为浮膜性炎,可引起窒息。

2. 浆膜的纤维素性炎症 常见于胸膜、腹膜和心包膜,主要表现为在浆膜表面有大量的纤维素。发生在心包的纤维素性炎,在心包脏壁两层之间渗出的纤维素,随着心脏舒缩的牵拉搏动呈绒毛状,称绒毛心(corvillosum)(图6-15)。

3. 肺的纤维素性炎 常见于大叶性肺炎。主要表现为大叶性肺炎的红色肝样变期和灰色肝样变期,肺泡腔内有大量的纤维素。

纤维素性炎的结局:当渗出纤维素较少时,可被纤维蛋白水解酶降解,或被吞噬细胞吞噬清除,或通过自然管道排出体外。若渗出过多而渗出的中性粒细胞较少或组织内抗胰蛋白酶(其抑制蛋白水解酶活性)含量过多时,可导致渗出的纤维素不能完全被溶解吸收而发生机化,引起浆膜的纤维性粘连或大叶性肺炎的肺肉质变,影响组织或器官的功能。如心包粘连,可影响心脏的舒缩功能;肺肉质变可影响肺的呼吸功能。

（三）化脓性炎

化脓性炎（purulent inflammation）是指以大量中性粒细胞渗出并伴有不同程度的组织坏死和脓液形成为特征的炎症。化脓性炎多由化脓菌,如葡萄球菌、链球菌、脑膜炎双球菌或大肠杆菌等感染所致,亦可由组织坏死继发感染引起。炎症时坏死组织被中性粒细胞和坏死组织释放的蛋白溶解酶溶解液化,称为化脓。在化脓过程中,将变性坏死的中性粒细胞称为脓细胞,将由有大量脓细胞,溶解液化的坏死组织,少量的浆液、纤维蛋白和细菌等成分构成,形成的黄白色或黄绿色浑浊、黏稠的凝乳状液体,称为脓液。

1. 化脓性炎的类型 根据原因、发生部位和病变特点的不同,分为三种类型:

（1）表面化脓和积脓:表面化脓是指发生在黏膜、浆膜和脑膜表面的化脓性炎。病变特点:中性粒细胞向黏膜表面渗出,深部组织的中性粒细胞浸润不明显。黏膜的化脓性炎又称脓性卡他性炎,如化脓性尿道炎和化脓性支气管炎时,脓性渗出物沿尿道、支气管排出体外,又称为脓性卡他性尿道炎、脓性卡他性支气管炎。当化脓性炎发生于浆膜、胆囊或输卵管时,脓液可在浆膜腔、胆囊或输卵管腔内积存,称为积脓（empyema）。

（2）蜂窝织炎（phlegmonous inflammation）:是指疏松结缔组织的弥漫性化脓性炎症。病变特点:病变组织内大量中性粒细胞弥漫性浸润,与周围组织界限不清（图4-5）。常见于皮下组织、肌肉和阑尾等。原因:蜂窝织炎主要由溶血性链球菌感染引起,因为链球菌分泌透明质酸酶和链激酶,而透明质酸酶能降解基质中的透明质酸,链激酶能溶解纤维素,故而使细菌易沿组织间隙和淋巴管蔓延、扩散。发生发展:发生蜂窝织炎时,炎症范围广泛,发展迅速,严重者有局部淋巴结肿大,发热等全身中毒症状。结局:因坏死组织少,故单纯的蜂窝织炎痊愈后一般不留痕迹。

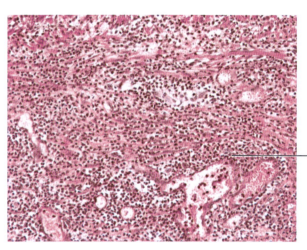

图4-5 蜂窝织炎性阑尾炎

阑尾各层内弥漫中性粒细胞浸润

（3）脓肿（abscess）:是指组织或器官内的局限性化脓性炎症。病变特点:组织发生溶解液化坏死,形成充满脓液的腔。常见于皮下和内脏等实质器官,如肺、肝、肾、脑等。原因:脓肿主要由金黄色葡萄球菌感染引起,因为:①金黄色葡萄球菌产生毒素,使局部组织坏死,继而大量中性粒细胞浸润,之后中性粒细胞坏死形成脓细胞,并释放蛋白溶解酶溶解液化坏死组织,形成充满脓液的腔;②金黄色葡萄球菌产生血浆凝血酶,使渗出的纤维蛋白原转变为纤维素,因而使病变局限。感染金黄色葡萄球菌后,因其具有层粘连蛋白受体,使其容易通过血管壁而在远部再次生长繁殖,故可引起产生迁徙性脓肿,如脑脓肿(图4-6)。发生发展:脓肿早期,脓肿周围有充血、水肿和大量炎细胞浸润;经过一段时间后,脓肿周围逐渐有肉芽组织增生,形成脓肿膜,其具有吸收脓液,限制炎症扩散的作用。

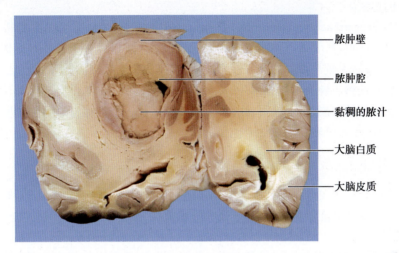

图4-6 脑脓肿

脓肿壁
脓肿腔
黏稠的脓汁
大脑白质
大脑皮质

脓肿的结局:①小脓肿可以完全吸收消散;②较大脓肿因脓液多,吸收困难,常需切开排脓或穿刺抽脓,而后由肉芽组织修复,最后形成瘢痕;③位于黏膜和皮肤表面的浅表脓肿破溃后,局部形成溃疡;④深部脓肿可向体表或自然管道穿破,形成窦道(图4-7);⑤深部脓肿可向空腔脏器和体表同时穿破或同时向两个及以上空腔脏器穿破,形成瘘管(图4-7);⑥肺、肾等器官发生脓肿后,坏死液化组织可经相应管道(气管、输尿管)排出体外,局部形成空洞。

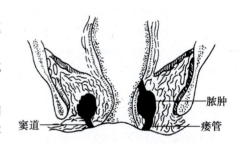

窦道
脓肿
瘘管

图4-7 肛门周围组织脓肿形成窦道、瘘管模式图

 生活中的病理知识

疖、痈和睑腺炎

疖是指单个毛囊、皮脂腺及其周围组织的脓肿。疖中心部分液化变软即脓肿成熟后,可自行穿破排脓。临床上,脓肿大而且有波动感时,应及时切开引流;避免挤压未成熟的疖,尤其是"危险三角区",防止感染扩散并引发严重后果。

痈是指多个疖的融合,在皮下脂肪和筋膜组织中形成许多相互沟通的脓肿,表面可见形成多个"脓头"。痈易向周围和深部发展,临床上应给予足量有效的抗生素治疗,并必须及时切开引流排脓,以控制脓毒败血症的发生和促进局部修复愈合。

睑腺炎是眼睑腺体的急性脓肿性炎。眼睑局部红肿压痛,硬结,5~7日脓肿成熟后,可自行穿破排脓,痊愈。早期可以滴抗生素眼药水,重者口服抗生素;脓肿成熟应去医院切开排脓,禁忌用力挤压,防止引起颅内感染。

2. 化脓性炎的结局　一般呈急性经过,可经过吸收消散,机化与包裹,脓液引流排出和修复而痊愈。若致炎因子长期存在,可由急性转为慢性化脓性炎,表现为炎症中心区化脓,周围纤维组织增生及慢性炎症细胞浸润。如慢性化脓性骨髓炎。

(四) 出血性炎

出血性炎(hemorrhagic inflammation)是指以渗出物中含有大量红细胞为特征的炎症。多由血管壁损伤严重,血管通透性明显升高引起。出血性炎常发生于某些烈性传染病,如若治疗不及时,一般后果较严重。如流行性出血热、鼠疫和钩端螺旋体病等。

上述各类急性渗出性炎可单独发生,亦可合并存在,如浆液性纤维素性炎、纤维素性化脓性炎等。在炎症的发展过程中,可由一种炎症转变成另一种炎症,如感冒早期上呼吸道发生浆液卡他性炎,之后可转变为脓性卡他性炎。

五、急性炎症的结局

急性炎症的结局主要取决于致炎因子的强弱、机体的免疫状态、防御功能和治疗措施等因素。大多数急性炎症能够痊愈,少数迁延为慢性炎症,极少数可蔓延扩散到全身。

(一) 痊愈

1. 完全痊愈　是指当致炎因子被消除,炎性渗出物及坏死组织完全被溶解吸收或排出,局部损伤由再生修复,完全恢复原组织的形态结构及功能。如大叶性肺炎,肺泡腔内的渗出物可完全溶解吸收或咳出,肺组织完全恢复正常

2. 不完全痊愈　是指若损伤较严重,组织坏死范围较大,渗出物及坏死组织不能完全被溶解吸收,主要由肉芽组织进行修复,最终形成瘢痕组织,未能完全恢复原组织的形态结构及功能。若发生在重要组织、器官可造成严重后果。如风湿性心内膜炎引起心瓣膜增厚、变硬,导致心瓣膜病,瓣膜狭窄或关闭不全,从而造成心功能障碍。

(二) 迁延为慢性炎症

机体抵抗力低下或治疗不及时、不彻底时,致炎因子短期内未能被清除或在机体内持续存在,将不断地损伤组织造成炎症迁延不愈,使急性炎症转变成慢性炎症,病情可时轻时重,病变新旧并存,可常年不愈。如急性病毒性肝炎迁延为慢性肝炎。

(三) 蔓延扩散

当机体的抵抗力低下或感染的病原体数量多、毒力强时,病原体可不断繁殖,沿组织间隙或经血管、淋巴管向周围组织或全身的组织、器官扩散,引起严重后果。

1. 局部蔓延　炎症病灶内的病原体,沿组织间隙或自然管道向周围组织或器官扩散蔓延。如急性支气管炎蔓延至小细支气管或肺泡,引起支气管肺炎。

2. 淋巴道蔓延　急性炎症时,渗出的炎性水肿液和(或)部分白细胞可通过淋巴液回流到局部淋巴结,导致其所含的病原体沿淋巴液扩散,引起淋巴管炎和局部淋巴结炎。如原发性肺结核病X线检查表现为呈"哑铃状"的病灶时,即是结核杆菌侵入淋巴管,沿淋巴道扩散,引起结核性淋巴管炎和肺门淋巴结结核的结果。病原体还可进一步通过淋巴系统扩散至血液,引起血行蔓延。

3. 血行蔓延　病原体或其毒性产物或毒素可直接进入血液或被吸收进入血液或经淋巴道进入血液,引起菌血症、毒血症、败血症和脓毒败血症,严重时可危及生命。菌血症、毒血症、败血症和脓毒败血症的表现特点如下:

(1) 菌血症:是指细菌入血,全身无中毒症状,但从血液中检查到细菌。此阶段肝、脾和

骨髓的吞噬细胞可清除细菌。一些炎性疾病的早期有菌血症,如大叶性肺炎、伤寒、流行性脑脊髓膜炎。

（2）毒血症:是指细菌的毒性产物或毒素入血,但血培养检测不到细菌。临床上出现寒战、高热等中毒症状,伴有心、肝、肾等实质细胞的变性或坏死,严重时出现中毒性休克。如大叶性肺炎、白喉。

（3）败血症:是指细菌入血大量繁殖并产生毒素,引起全身中毒症状和病理变化,此时血液培养常可检查出细菌。临床上败血症除呈现毒血症的表现外,还常出现皮肤和黏膜的多发性出血斑点,脾脏和淋巴结肿大等。如感染性心内膜炎。

（4）脓毒败血症:是化脓菌引起的败血症可进一步发展为脓毒败血症。临床上除败血症的表现外,可见全身的一些脏器出现多发性栓塞性脓肿。显微镜下小脓肿中央的小血管或毛细血管中可见细菌菌落,周围大量中性粒细胞局限性浸润并伴有局部组织溶解液化坏死。

第三节　慢性炎症

慢性炎症是指病程持续数周、数月甚至数年的炎症。在慢性炎症中,持续缓慢的炎症反应、组织损伤和炎性修复相伴发生。慢性炎症多由急性炎症迁延而来,也可起病隐匿。慢性炎症根据形态学特点的不同,分为一般慢性炎症和慢性肉芽肿性炎两类。

一、一般慢性炎症

是指通常情况下发生的慢性炎症,又称非特异性慢性炎症,主要病理变化特点如下:

1. 组织破坏主要是由炎细胞的产物引起。

2. 镜下观察,浸润的细胞主要为单核细胞、淋巴细胞和浆细胞;常有较多的成纤维细胞和血管内皮细胞的增生;见被覆上皮和腺上皮等实质细胞的增生。

3. 纤维结缔组织增生常伴有瘢痕形成,造成管道性脏器的狭窄。

4. 在某些特殊部位的一般慢性炎症,可形成具有一定形态特点的炎性息肉和炎性假瘤。

（1）炎性息肉（inflammatory polyp）:是指发生在黏膜的慢性炎症,在某些致炎因子的长期作用下,局部黏膜上皮、腺体及肉芽组织增生,形成的突出于表面的带蒂的肿物。炎性息肉可单发或多发,从数毫米至数厘米,淡红色,质地柔软。常见的有子宫颈息肉、鼻息肉、结肠息肉等。

（2）炎性假瘤（inflammatory pseudotumor）:是指在某些致炎因子的长期作用下,局部组织炎性增生,形成的境界清楚的、肉眼观及 X 线等检查均类似肿瘤的结节样团块。常见于眼眶和肺。炎性假瘤的本质为炎症性增生,而非真性肿瘤,通常易误诊为肿瘤,临床上应注意鉴别。

二、慢性肉芽肿性炎

慢性肉芽肿性炎（granulomatous inflammation）是指以肉芽肿形成为特征的慢性炎症,是一种特殊类型的慢性炎症,又称特异性慢性炎症。肉芽肿是指在某些致炎因子的长期作用下,局部以巨噬细胞及其演化的细胞增生为主,形成的境界清楚的结节状病灶。肉芽肿性炎根据原因及机制的不同,分为感染性肉芽肿和异物性肉芽肿两类,常可根据肉芽肿形态特点作出病因诊断。

（一）机制及原因

1. 感染性肉芽肿　发病机制是由于某些病原体不易被消化,引起机体细胞免疫反应,巨噬细胞吞噬病原体后将抗原传递给 T 淋巴细胞,之后通过一系列反应,使巨噬细胞转变为上皮样细胞和多核巨细胞。如结核杆菌引起的结核病,伤寒杆菌引起的伤寒,麻风杆菌引起的麻风,梅毒螺旋体引起的梅毒等。

2. 异物性肉芽肿　发病机制是由于异物刺激长期存在引起的巨噬细胞增生和转化。如外科缝线、木刺、滑石粉、石棉纤维和寄生虫虫卵等。

（二）病理变化特点

1. 病灶直径　一般为 0.5~2mm。

2. 镜下观察　主要成分是上皮样细胞和多核巨细胞,具有诊断意义。上皮样细胞因其形态与上皮细胞相似,故称上皮样细胞。多核巨细胞由上皮样细胞融合而来,其核数目可达几十个,甚至上百至几百个;感染性肉芽肿时,核呈马蹄状或花环状排列于细胞周边,异物性肉芽肿时,核呈杂乱无章地分布于细胞内,又称为异物多核巨细胞(图4-8)。

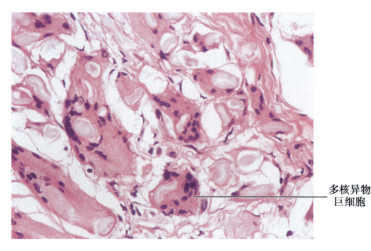

多核异物
巨细胞

图4-8　异物肉芽肿

3. 感染性肉芽肿病理变化　不同病原体感染引起的各有其形态特点,常可据此作出准确的病因学诊断。如典型的结核肉芽肿,其中心为干酪样坏死,周围为放射状排列的上皮样细胞,并可见 Langhans 巨细胞(将结核病时结核结节中的多核巨细胞称为 Langhans 巨细胞)掺杂于其中,再向外为大量的淋巴细胞浸润,结节周围还可见纤维结缔组织包绕。

4. 异物性肉芽肿病理变化　是病灶中央为异物,周围为数量不等的巨噬细胞、异物巨细胞、淋巴细胞及成纤维细胞等,形成结节状病灶。

（黄晓红）

 思考题

1. 患者,侯某,男,30 岁。上腹部突发性疼痛 8 小时,伴转移性右下腹疼痛、恶心、呕吐及发热 2 小时入院。查体:体温 39.5℃,右下腹压痛、反跳痛明显,白细胞总数 14×10⁹/L,中性粒细胞百分比为 93%。治疗:手术切除阑尾。切除阑尾肉眼观察:阑尾肿大,暗红色,浆膜面血管扩张充血。切开黏膜面被覆大量黄色脓性渗出物。在阑尾的根部见一绿豆大小的穿孔。

请问：

（1）侯某阑尾病变的病理学诊断是什么？分析病变阑尾病理切片的镜下观察结果。

（2）解释侯某出现的临床表现和化验检查结果。

2. 患者,豆豆,男,12 岁。于两周前面部长一疖,其母用针扎穿并挤出脓性血液。之后其发生寒战、高热、头痛、呕吐,经自行服药治疗未好转,病情加重,出现昏迷、抽搐而入院,经抢救无效死亡。实验室检查:白细胞总数 $22 \times 10^9/L$,其中中性粒细胞 87%,血培养金黄色葡萄球菌阳性。尸体解剖:发育、营养差,面部有一个 2cm×3cm 的肿胀区,切开有脓血流出。颅腔:大脑左额区见有一个 4cm×4cm×5cm 的脓腔形成,大量灰黄色脓液填充。病理切片:病变处脑组织坏死,大量中性粒细胞浸润,并见肉芽组织形成。

请问：

（1）导致豆豆死亡的原因及发生机制是什么？

（2）豆豆大脑左额区病变的病理诊断是什么？如何发生的？

第五章 肿 瘤

学习目标

1. 培养积极对待和正确认识肿瘤性疾病的意识;具有科学处理肿瘤性疾病问题的认知能力。
2. 掌握肿瘤、分化、异型性、癌、肉瘤、癌前病变、异型增生、原位癌的概念;肿瘤的形态;肿瘤的生长、扩散;肿瘤的一般命名原则;良恶性肿瘤的区别;常见的癌前病变。
3. 熟悉肿瘤的异型性表现;肿瘤对机体的影响;肿瘤的异型增生。
4. 了解肿瘤的特殊命名原则;肿瘤的分类;癌与肉瘤的区别;肿瘤的原因及发生基本机制。
5. 学会应用肿瘤病理知识分析、解释相关的临床表现问题。

临床情景与学习导入

情景回放:

张女士,45 岁。一天洗澡时偶然发现在左乳房外上方可触摸到一个蚕豆大小的肿块,触摸感觉较硬,可移动性差,按压无疼痛感。乳腺钼靶摄影检查:左乳房外上见一密度增高阴影区域,大小 0.8cm×0.6cm×0.6cm,左腋窝下见有两个密度增高阴影区域,大小均为 0.2cm×0.1cm×0.1cm。

思考任务:

对张女士的乳腺肿块有可能的诊断及诊断依据是什么?

肿瘤是一大类常见病、多发病。临床上肿瘤的种类繁多,具有不同的生物学行为和临床表现,按生物学特征和对机体危害性的不同,将其分为良性肿瘤和恶性肿瘤两大类。恶性肿瘤成为危害人类健康最严重的疾病。根据近年统计资料显示,我国城市居民的第一位疾病死因是恶性肿瘤,农村居民恶性肿瘤是疾病死因的第三位。而且,恶性肿瘤不仅仅威胁着人类的生命和带来躯体的痛苦,更重要的是引起的沉重的个人精神压力和家庭经济负担。因此,肿瘤的早期诊断、预防和治疗是医学科学十分重要的任务。

本章阐述和介绍的是肿瘤的病理学基本知识,主要包括:概念,形态,分化与异型性,生长,扩散,良、恶性肿瘤的区别,命名和分类,癌前病变、异型增生和原位癌、原因和发生基本机制等。

一、肿瘤的概念

肿瘤(tumor)是机体在各种致瘤因子的作用下,细胞异常增殖所形成的新生物,常表现为局部肿块。

生物医学研究工作表明,肿瘤的形成,是机体在致瘤因子刺激作用下发生了细胞基因水平的调控异常而增殖的结果,将这种增殖称为肿瘤性增生。相对而言,正常细胞的生理更新性增生、病理状态下的代偿性、内分泌性增生、损伤的修复性增生和炎症性的增生如炎性息肉、炎性假瘤等,是机体受外界刺激因子作用下发生的符合需要的细胞增殖,称之为非肿瘤性增生。因此,肿瘤性增生与非肿瘤性增生有着本质上的区别,区分这两种增生状况,具有重要的意义。各自具体的特征见表5-1。

表5-1 肿瘤性增生与非肿瘤性增生的特征

项目	肿瘤性增生	非肿瘤性增生
原因	致瘤因子作用下细胞基因水平的调控异常	生理的、病理的、损伤修复的或炎症性符合需要的增生
增生的特点	病因去除后,持续性增生,细胞生长旺盛,相对无限制生长	病因去除后,增生停止,细胞为有限增生
增生的结果	细胞分化不成熟,形成的形态、结构与正常的存有不同程度的差异	细胞分化成熟,形成的形态、结构与正常的无差异

二、肿瘤的形态

(一)大体形态

观察肿瘤时,应注意肿瘤的形状,大小,颜色,质地(软硬度)和数目等,仔细的观察有助于判断肿瘤的类型和良恶性。

1. 形状 肿瘤的形状多种多样,取决于其生长部位,生长方式,组织来源及良恶性。常使用一些形象的术语描述形状,如乳头状,分叶状,囊状,浸润性,息肉状,结节状,蕈状和溃疡状等(图5-1)。

2. 大小 肿瘤的大小体积差别很大,取决于其生长时间,生长部位及良恶性。一般发生在体表或体腔如腹腔的良性肿瘤,长期不治疗可长得很大;发生在密闭的狭窄腔道(如椎

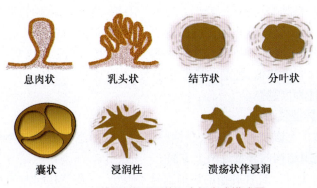

息肉状　　乳头状　　结节状　　分叶状

囊状　　浸润性　　溃疡状伴浸润

图5-1 肿瘤的常见形状和生长方式模式图

管、颅腔)内的肿瘤,生长受限,体积通常较小。恶性肿瘤因生长迅速,短期内可产生严重后果,甚至危及生命,所以体积相对较小。

3. 颜色 肿瘤的颜色多近似于起源组织的颜色,与其组成的组织、细胞及其产物的颜色有关。如纤维瘤呈灰白色,脂肪瘤呈黄色,血管瘤呈红色,而黑色素瘤因细胞产生黑色素而呈黑色。当发生继发改变,如变性、坏死、出血或感染等,因多种颜色掺杂,肿瘤可呈斑驳的色彩。

4. 质地 肿瘤的质地软硬各有不同,取决于其组织来源、实质与间质比例以及有无继发性改变等有关。如脂肪瘤较软、乳腺癌较硬。一般肿瘤较起源组织硬,当实质即瘤细胞所占的比例越大时,肿瘤一般较软,反之当间质即纤维结缔组织所占的比例越大时,肿瘤一般较硬。继发骨化或钙化的肿瘤质地变硬,继发坏死的质地变软。

5. 数目 肿瘤通常单发,呈单发瘤形式,但是同时或先后发生多个原发肿瘤,呈多发瘤的形式也不罕见,如多发性子宫平滑肌瘤、多发性皮下脂肪瘤。在有些肿瘤,其特性就是呈现多发瘤的表现形式,如患发神经纤维瘤病时,可见有数十个甚至百个神经纤维瘤。

(二)组织结构形态

任何肿瘤在显微镜下,组织结构都表现为实质和间质两部分。肿瘤的组织结构形态研究,是肿瘤病理学的重要内容,是进行肿瘤病理诊断的基础。

1. 实质 即肿瘤细胞,是肿瘤的主要成分和特异性成分。肿瘤的实质定肿瘤的良恶性。实质反映肿瘤的起源组织,瘤细胞的分化成熟程度和性质。因此,对肿瘤实质的观察是病理诊断中判断其良恶性及判定其组织来源的主要形态学依据。一般多数肿瘤表现为一种实质,如平滑肌瘤、胃腺癌等;少数亦可出现两种或两种以上的实质,如纤维腺瘤,畸胎瘤等。

2. 间质 一般由结缔组织和血管组成,是肿瘤的次要成分和非特异性成分。肿瘤的间质主要对实质起支持和营养的作用。一般生长速度快的肿瘤,间质中血管较多,纤维较少;生长速度慢的肿瘤,间质中血管较少,纤维较多。出现于肿瘤间质中的淋巴细胞等炎性浸润,反映机体抗肿瘤免疫反应的情况,炎细胞浸润越多,表明机体抗肿瘤免疫反应越强,预后越好。应当注意,肿瘤间质无神经分布,故临床上要高度警惕"无痛性肿块"。

三、肿瘤的分化与异型性

(一)肿瘤的分化及异型性概念

机体的细胞、组织从幼稚发育到成熟的过程称为分化(differentiation)。将肿瘤组织在形态和功能上表现出的与某种正常组织的相似之处,称为肿瘤的分化,表现出的相似的程度称为肿瘤的分化程度;将肿瘤组织在细胞形态和组织结构上与其起源的正常组织之间的差异称为异型性(atypia)。这样,分化程度的高低决定肿瘤异型性的大小,肿瘤异型性的大小反映肿瘤组织分化程度的高低。肿瘤的异型性越小,表明其与起源的正常组织差异越小,说明分化程度越高,恶性程度越低;肿瘤的异型性越大,表明其与起源的正常组织差异越大,说明分化程度越低,恶性程度越高。

(二)肿瘤的异型性表现

异型性是病理学上诊断和鉴别良、恶性肿瘤的重要形态学依据。肿瘤的异型性包括瘤细胞的异型性和组织结构的异型性两个方面。

1. 瘤细胞的异型性 良性肿瘤的瘤细胞异型很小,一般与其起源的正常细胞的形态相似,如纤维瘤,瘤细胞和正常纤维细胞很相似。恶性肿瘤的瘤细胞异型性大,与其起源的正

常细胞差异大,异型性越大,恶性程度就越高。一般恶性肿瘤瘤细胞的异型性表现如下:

(1) 瘤细胞的多形性:大多数恶性肿瘤,瘤细胞的大小不等,形态不一,一般较起源组织的细胞体积大,常可见到瘤巨细胞(图5-2);但有时少数恶性肿瘤的瘤细胞表现为小而一致的类似于其起源的原始小细胞,不呈多形性,表明异型性极大,说明肿瘤细胞分化极低,恶性程度极高。

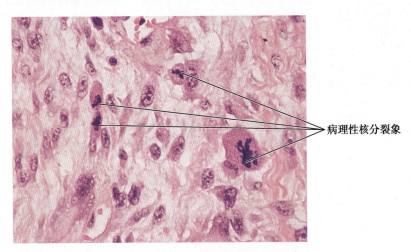

病理性核分裂象

图5-2 恶性肿瘤瘤细胞及细胞核的异型性

(2) 瘤细胞核的多形性:表现为(图5-2):①细胞核体积明显增大;②核质比增大,正常多为1:4～1:6,恶性肿瘤细胞则可为1:1;③细胞核大小不一,形态各异,可见双核,多核,巨核或奇异形核;④核染色加深,染色质呈粗颗粒状,分布不均匀;⑤核膜增厚,核仁大而且数目增多;⑥核分裂象明显增多,出现不对称性、三级性、四级性、多级性或顿挫性等病理性核分裂象(pathologic mitosis)。核的多形性对诊断和鉴别恶性肿瘤具有重要的形态学意义。

2. 组织结构的异型性　组织结构的异型性是指肿瘤组织在空间排列方式上与其起源组织的差异。无论良、恶性肿瘤,都有不同程度的组织结构异型性,但良性肿瘤的异型性小,恶性肿瘤的异型性大。如纤维瘤,其组织排列方式与正常纤维组织不同,呈编织状;腺癌,腺上皮形成大小不等、形状不规则的腺体或腺样结构,甚至无腺腔形成,而呈实心条索的癌细胞巢(图5-3)。

四、肿瘤的生长

肿瘤的生长生物学特性包括生长速度和生长方式两个方面。良、恶性肿瘤的这两个方面有很大差异,利用肿瘤的生长特性对于判断良、恶性肿瘤有很重要的意义。

(一) 肿瘤的生长速度

肿瘤的生长速度与肿瘤细胞的分化程度,肿瘤的血液供应以及机体的免疫反应有关。良性肿瘤因瘤细胞分化程度高、瘤体内血管少及机体免疫反应较强,一般生长缓慢,生长时间可达数年甚至数十年。恶性肿瘤因瘤细胞分化程度低、瘤体内血管多及机体免疫反差,生长速度快,尤其是分化程度极差的恶性肿瘤,在短期内即可形成明显的肿块。当良性肿瘤生长速度突然加快时,通常有两种可能性,一是良性肿瘤发生了恶性变,二是肿瘤发生了出血、坏死及囊性变等继发性改变。

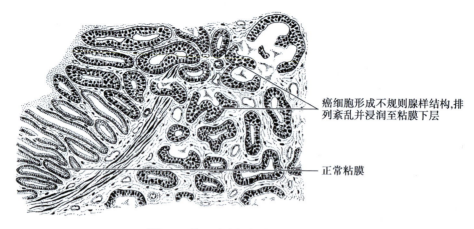

癌细胞形成不规则腺样结构,排列紊乱并浸润至粘膜下层

正常粘膜

图5-3 结肠腺癌组织结构的异型性

（二）肿瘤的生长方式

肿瘤的生长方式主要有膨胀性生长,浸润性生长和外生性生长三种（图5-1）。

1. **膨胀性生长（expensive growth）** 为大多数良性肿瘤的生长方式,这种方式生长的肿瘤,由于瘤细胞分化好,生长缓慢,肿瘤像吹大膨胀的气球一样逐渐增大。呈膨胀性生长肿瘤的特点（图5-1,图5-4）:①推挤但不侵袭破坏周围组织;②多有纤维组织包膜,与周围组织分界清楚;③触诊时活动度大;④手术易切除;⑤术后不易复发。

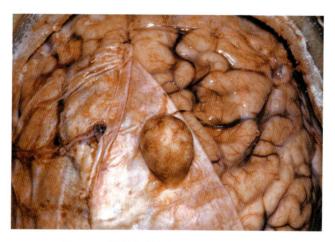

图5-4 良性肿瘤的膨胀性生长（脑膜瘤）

2. **浸润性生长（invasive growth）** 为大多数恶性肿瘤的生长方式,这种方式生长的肿瘤,由于瘤细胞分化差,生长快,肿瘤像树根扎入泥土一样侵袭并破坏周围组织,且可侵入血管或淋巴管。呈浸润性生长肿瘤的特点（图5-1）:①侵袭破坏周围组织;②无纤维组织包膜,与周围组织分界不清;③触诊时活动度小;④手术不易切除干净;⑤术后易复发。

3. **外生性生长（exophytic growth）** 是指发生在体表、体腔或管道器官表面的肿瘤,常突向表面,形成乳头状、息肉状、菜花状或蕈状的生长方式。呈外生性生长肿瘤的特点（图5-1）:①良性肿瘤和恶性肿瘤都可呈外生性生长,多数为良性,少数为恶性;②良性肿瘤为单纯性外生性生长,不浸润侵袭破坏深部组织;③恶性肿瘤外生性生长的同时,还可浸润侵袭破坏深部组织;④外生性生长的恶性肿瘤,由于生长迅速,肿瘤中央部供血相对不足,肿瘤组织坏死脱落,形成底部高低不平,边缘隆起的火山口状的恶性溃疡。

五、肿瘤的扩散

扩散是恶性肿瘤的生物学特征之一,扩散方式包括直接蔓延和转移两种。

(一) 直接蔓延

直接蔓延(direct spresd)是指恶性肿瘤细胞沿组织间隙、淋巴管、血管或神经束衣生长,侵入浸润破坏周围的正常组织和器官。如晚期宫颈癌可直接蔓延到直肠和膀胱,乳腺癌可直接蔓延至胸大肌。

(二) 转移

转移(metastasis)是指恶性肿瘤细胞从原发部位侵入淋巴管、血管或体腔内器官的外表面,被血液、淋巴液或脱落带到机体其他部位继续生长,形成与原发瘤同样性质的肿瘤。原发部位的肿瘤称为原发瘤,转移所形成的肿瘤称为转移瘤或继发瘤。转移是恶性肿瘤的特点,但并非所有的恶性肿瘤都会发生转移。如皮肤的基底细胞癌,很少发生转移。常见的转移途径有三种:

1. 淋巴道转移(lymphatic metastasis) 是癌常见的转移途径。癌细胞侵入淋巴管,随淋巴液到达引流区的局部淋巴结,继续在淋巴结内生长,形成淋巴结内转移癌。如乳腺癌首先转移到同侧腋窝淋巴结。受累的淋巴结常无痛性肿大,质地硬,切面常呈灰白色。瘤细胞还可以继续随淋巴液转移到其他远隔处的淋巴结,最后可经胸导管入血而继发血道转移(图5-5)。

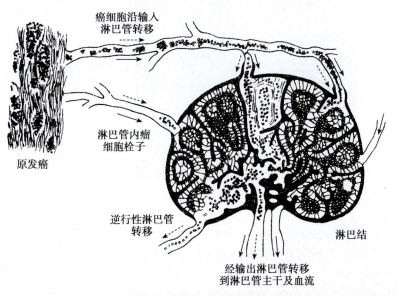

图 5-5 癌的淋巴道转移模式图

——→淋巴流向 ---→癌细胞流向

2. 血道转移(hematogenous metastasis) 是肉瘤和晚期癌常见的转移途径。瘤细胞侵入血管后,随血流到达远隔处的组织和器官,在组织和器官内继续生长形成转移瘤(图5-6)。由于静脉管壁薄,管腔内压力较低,所以瘤细胞多经静脉入血。经血道转移的瘤细胞的运行途径与血流方向一致,故血道转移形成的继发瘤的最常见部位是肺,其次是肝。如骨肉瘤的肺转移,胃癌、肠癌的肝转移。临床上判断有无血道转移,以确定临床分期和治疗方案时,应作肺及肝的影像学检查(图5-7)。若瘤细胞侵入肺静脉,因可经左心随主动脉而到达全身各组织和器官,故而可发生广泛转移,如原发性肺癌经血道转移至全身。

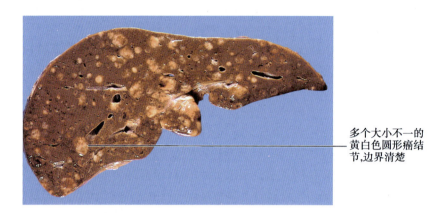

多个大小不一的
黄白色圆形癌结
节,边界清楚

图5-6 肝内的血道转移性癌

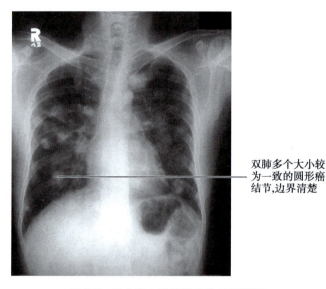

双肺多个大小较
为一致的圆形癌
结节,边界清楚

图5-7 肺内的血道转移癌的X线照片

3. 种植性转移(implantation metastasis) 是指体腔内组织和器官的恶性肿瘤瘤细胞生长侵及器官外表面时,其脱落并像播种一样种植在体腔其他器官的表面,继续生长形成多个转移瘤。如胃癌破坏胃壁侵及浆膜后,可种植到大网膜、腹膜、腹腔内器官的表面甚至卵巢等处;如转移至卵巢,将卵巢的种植转移性黏液癌称为Krukenberg瘤(图5-8),肉眼特点为双侧卵巢受累增大,镜下见富于黏液的印戒样癌细胞弥漫浸润和间质反应性增生。

因瘤细胞栓子堵塞浆膜下淋巴管或毛细血管,导致血管通透性增高,可起漏出性血液;此外还因肿瘤细胞侵袭破坏血管而引起出血,所以发生浆膜腔的种植性转移时常伴有血性浆液性积液。临床上常采取抽取积液进行病理学细胞学检查的方法进行疾病诊断,是诊断恶性肿瘤的重要方法之一。

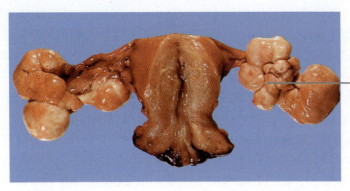

双侧的卵巢和输卵管肿大,有多个黄白色结节

图 5-8　卵巢的转移性腺癌

 知识拓展

肿瘤的分级与分期

病理学上用"级"或"分级"来描述恶性肿瘤的恶性程度。比较常用的是三级分级法：Ⅰ级为高分化,分化良好,恶性程度低;Ⅱ级为中分化,中度恶性;Ⅲ级为低分化,恶性程度高。

病理学上用"分期"来描述恶性肿瘤的生长范围和播散程度。目前国际上通用的是 TNM 分期系统法：T 指肿瘤原发灶情况。随着肿瘤体积的增加和邻近组织受累范围的增加,依次用 $T_1 \sim T_4$ 来表示,Tis 代表原位癌;N 指区域淋巴结受累情况。淋巴结未受累时,用 N_0 表示,随着淋巴结受累程度和范围的增加,依次用 $N_1 \sim N_3$ 表示;M 指远处转移,通常是血道转移。没有远处转移者用 M_0 表示,有远处转移者用 M_1 表示。肿瘤体积越大,生长范围和播散程度越广,预后越差。

肿瘤的分级与分期是临床上制定治疗方案和估计预后的重要指标。一般来说,分级和分期越高,生存率越低。

六、肿瘤对机体的影响

(一) 良性肿瘤对机体的影响

良性肿瘤分化好,生长缓慢,不浸润,不转移,一般对机体的影响相对较小,主要表现为局部压迫和阻塞症状。这些症状的有无或严重程度,主要与肿瘤的生长部位和继发改变有关。如发生在体表的良性肿瘤,一般对机体无明显影响;但其若发生在腔道或重要器官,也可引起较为严重的后果,如颅内的脑膜瘤,可压迫脑组织、阻塞脑室系统而引起颅内压升高等神经系统症状,甚至导致脑疝引起死亡;椎管内良性肿瘤压迫脊髓,可引起下肢瘫痪;卵巢囊腺瘤发生蒂扭转,可使瘤体坏死出血,需急诊手术。良性肿瘤若发生继发性改变,亦对机体造成不同程度的影响。如子宫黏膜下肌瘤常伴有子宫内膜浅表糜烂或溃疡,可引起出血和感染。

(二) 恶性肿瘤对机体的影响

恶性肿瘤分化差,生长迅速,具有侵袭浸润破坏力,可发生转移,对机体的影响较大。恶性肿瘤除可引起局部压迫和阻塞症状外,还破坏周围组织和器官,引起坏死,出血,穿孔和溃疡;肿瘤产物或合并感染可引起发热;肿瘤累及局部神经,可引起顽固性疼痛;晚期恶性肿瘤患者,可发生癌症性恶病质(cancer cachexia),是指机体由于恶性肿瘤导致的严重消瘦、贫血、虚弱、厌食和全身衰竭的状态。

(三) 副肿瘤综合征

一些非内分泌腺肿瘤,可以产生和分泌激素或激素类物质,称为异位激素,引起内分泌症状,称为异位内分泌综合征(ectopic endocrine syndrome)。此类肿瘤多为恶性肿瘤,并以癌居多,如前列腺癌,小细胞肺癌,胃癌和肝癌等。如小细胞肺癌可产生促肾上腺皮质激素(ACTH),造成类库欣综合征的表现,颜面潮红,瞳孔缩小等。异位内分泌综合征属于肿瘤的副肿瘤综合征的表现。副肿瘤综合征(paraneoplastic syndrome)是指由肿瘤的产物(如异位激素)或异常免疫反应(如交叉免疫反应)或其他不明原因等引起,表现为内分泌、神经、造血、消化、肾脏、皮肤、肌肉及骨关节等系统的异常,如高血钙,痛风,低血糖,自身免疫性疾病,黑棘皮病,肌无力,肥大性骨关节病及红细胞增多症等。

临床上,副肿瘤综合征虽然少见,但它的意义在于可能是一些隐匿性肿瘤的最早期表现,通过进一步考虑和查找,可能及时发现肿瘤;其次其引起的表现常类似于转移症状,因而不要误认为是发生了肿瘤的转移而放弃对肿瘤的治疗,如治疗有效,相反,这些症状可减轻或消失。

七、良、恶性肿瘤的区别

肿瘤的生物学特性和对机体的影响差别很大。如将恶性肿瘤误诊为良性,就会贻误早期治疗时机,或者造成复发和转移,甚至危及患者的生命。相反,如把良性肿瘤误诊为恶性肿瘤,可能导致过度治疗。因此,正确鉴别和诊断良、恶性肿瘤具有重要的临床诊治和判断预后意义。良性肿瘤与恶性肿瘤的区别见表5-2。

表5-2　良、恶性肿瘤的区别

项目	良性肿瘤	恶性肿瘤
分化程度	分化程度高,异型性小	分化程度低,异型性大
核分裂象	无或少,不见病理性核分裂象	多,可见病理性核分裂象
生长速度	缓慢	较快
生长方式	膨胀性生长或外生性生长	浸润性生长或外生性生长
继发改变	少见	常继发坏死、出血、溃疡形成、感染等
转移	不转移	常有转移
复发	手术后不复发或很少复发	手术后易复发
对机体影响	危害较小,除发生在重要部位外,主要为局部压迫和阻塞	危害较大,除局部压迫和阻塞外,浸润侵袭破坏原发部位和转移部位的组织和器官,坏死,出血,感染,疼痛,恶病质等

判断良、恶性肿瘤的区别是相对的。如血管瘤虽为良性肿瘤,但没有包膜;基底细胞癌虽为恶性肿瘤,却很少发生转移。有些良性肿瘤长期不愈或多次复发,可转变为恶性肿瘤,称为恶变(malignant change)。有一些肿瘤的形态和生物学特性介于良恶性之间,称为交界性肿瘤,如卵巢交界性浆液性乳头状囊腺瘤。交界性肿瘤有些有发展为恶性的倾向,有些其

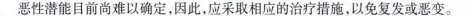

恶性潜能目前尚难以确定,因此,应采取相应的治疗措施,以免复发或恶变。

八、肿瘤的命名和分类

肿瘤的命名和分类,是肿瘤病理学诊断的重要内容,临床上,必须了解肿瘤病理诊断名称的含义。

(一) 肿瘤的命名

1. 肿瘤的一般命名原则　一般根据肿瘤的生长部位,组织来源和(或)形态特点及良、恶性质进行命名。

(1) 良性肿瘤命名:任何组织来源的良性肿瘤,统称为瘤。命名方法:"生长部位+起源组织+瘤",如来源于子宫平滑肌的良性肿瘤称为子宫平滑肌瘤,皮下脂肪组织的良性肿瘤称为皮下脂肪瘤。有时结合肿瘤形态特点命名,如结肠息肉状腺瘤,膀胱乳头状瘤等。

(2) 恶性肿瘤命名:恶性肿瘤根据其组织来源不同,分为癌和肉瘤两大类。

癌(carcinoma):是指上皮组织来源的恶性肿瘤。命名方法:"生长部位+上皮组织+癌"。如乳腺腺上皮的恶性肿瘤称为乳腺癌,皮肤鳞状上皮的恶性肿瘤称为皮肤鳞状细胞癌。

肉瘤(sarcoma):是指间叶组织来源的恶性肿瘤。间叶组织包括纤维组织、脂肪、肌肉、脉管、骨、软骨等,因都是由胚胎时期的间充质演变而来,故统称为间叶组织。命名方法:"生长部位+间叶组织+肉瘤"。如股骨骨肉瘤、皮下脂肪肉瘤。应注意,平常所说的所谓"癌症"(cancer),不是一种命名名称,泛指所有的恶性肿瘤,包括癌和肉瘤。同时具有癌和肉瘤两种成分的恶性肿瘤,称之为癌肉瘤(carcinosarcoma)。

癌与肉瘤的鉴别:癌和肉瘤均为恶性肿瘤,但是两者的病理特点及临床特点等有一定的区别,正确区别对于临床的诊治具有重要意义。二者区别见表5-3。

表5-3　癌与肉瘤的区别

项　　目	癌	肉　瘤
组织来源	上皮组织	间叶组织
发病率	较高,约为肉瘤的 9 倍,多见于 40 岁以后成年人	较低,有些类型主要见于青少年,有些类型主要见于中老年人
肉眼观察	质较硬,色灰白,较干燥	质软,灰红色,鱼肉状,较湿润
镜下观察	癌细胞多形成癌巢,实质与间质分界清楚,间质内纤维组织常有增生	肉瘤细胞多弥漫分布,实质与间质分不清,间质内血管丰富,纤维组织少
网状纤维染色	见于癌巢周围,癌细胞间多无网状纤维	肉瘤细胞间多有网状纤维
转移	多经淋巴道转移	多经血道转移

2. 肿瘤的特殊命名原则　是指少数肿瘤的约定俗成的命名。具体如下:

(1) 以"病"或"瘤"命名的恶性肿瘤:如白血病、黑色素瘤、精原细胞瘤等。

(2) 以"母细胞"命名的肿瘤:有些肿瘤的形态与其起源的幼稚组织或细胞的形态相似,称为"母细胞瘤",命名方法:"起源组织+母细胞瘤",大多数为恶性肿瘤,少数为良性肿瘤。恶性如肾母细胞瘤、神经母细胞瘤、髓母细胞瘤等;良性如脂肪母细胞瘤、骨母细胞瘤、软骨母细胞瘤等。

（3）以"恶性"命名的恶性肿瘤：命名方法："恶性+起源组织+瘤"。如恶性畸胎瘤,恶性脑膜瘤,恶性神经鞘瘤等。

（4）以人名命名的肿瘤：有些肿瘤以最初描述或研究该肿瘤的人的名字命名,如霍奇金（Hodgkin）淋巴瘤、尤因（Ewing）肉瘤等。

（5）按习惯命名的肿瘤：如葡萄胎、畸胎瘤等。

（6）其他特殊命名：①以肿瘤的细胞形态命名,如透明细胞肉瘤；②以肿瘤多发状态特点命名,称为"……瘤病",如神经纤维瘤病,脂肪瘤病,血管瘤病。

（二）肿瘤的分类

肿瘤以其组织发生为依据分类,每一类又分为良性、恶性两大类（表5-4）。

表5-4　肿瘤分类

起源组织	良性肿瘤	恶性肿瘤
上皮组织		
鳞状细胞	鳞状细胞乳头状瘤	鳞状细胞癌
基底细胞		基底细胞癌
腺上皮细胞	腺瘤	腺癌
尿路上皮（移形细胞）	尿路上皮乳头状瘤	尿路上皮细胞癌
间叶组织		
纤维组织	纤维瘤	纤维肉瘤
脂肪组织	脂肪瘤	脂肪肉瘤
平滑肌	平滑肌瘤	平滑肌肉瘤
横纹肌	横纹肌瘤	横纹肌肉瘤
血管	血管瘤	血管肉瘤
淋巴管	淋巴管瘤	淋巴管肉瘤
骨和软骨	骨瘤,软骨瘤	骨肉瘤,软骨肉瘤
滑膜	滑膜瘤	滑膜肉瘤
间皮	间皮瘤	恶性间皮瘤
淋巴造血组织		
淋巴细胞		淋巴瘤
造血细胞		白血病
神经组织和脑脊膜		
胶质细胞		弥漫性星形细胞瘤
神经细胞	神经节细胞瘤	神经母细胞瘤,髓母细胞瘤
脑脊膜	脑膜瘤	恶性脑膜瘤
神经鞘细胞	神经鞘瘤	恶性神经鞘瘤
其他肿瘤		
黑色素细胞		（恶性）黑色素瘤
胎盘滋养叶细胞	葡萄胎	恶性葡萄胎,绒毛膜上皮癌
生殖细胞		精原细胞瘤,无性细胞瘤,
性腺或胚胎剩件中的全能细胞	成熟畸胎瘤	不成熟畸胎瘤

九、癌前疾病(病变)、异型增生和原位癌

临床上,某些上皮组织起源的疾病或病变,存在着经过一定的发展阶段发展为恶性肿瘤的可能。

(一) 癌前疾病(病变)

癌前疾病(病变)(precancerous disease,pre(ancerous lesion))是指某些具有癌变潜在可能性的良性疾病或病变,如不积极治疗,有可能发展成癌。常见的癌前疾病或病变有:乳腺纤维囊性病,慢性萎缩性胃炎伴肠上皮化生,大肠腺瘤,慢性溃疡性结肠炎,黏膜白斑和皮肤慢性溃疡。

(二) 异型增生

异型增生(dysplasia)是指细胞增生并出现异型,但还不足以诊断为恶性的情况。通常上皮细胞的异型增生根据异型程度和累及上皮的范围分为轻、中、重三级。①轻度:异型性较小,累及上皮层的下 1/3;②中度:累及上皮层的下 2/3;③重度:异型性较大,累及上皮层的 2/3 以上,但未至全层。临床上一般认为,轻度异型增生可恢复正常,中、重度则较难逆转。

(三) 原位癌

原位癌(carcinoma in situ)是指异型增生的上皮细胞累及上皮的全层,但尚未突破基底膜向下浸润(图 5-9),有时也称为上皮内癌。原位癌一般无明显临床表现,如能及时发现和治疗,可防止其发展为浸润癌,并且可以完全治愈。因此,肿瘤研究和防治的一个重要工作意义就是在于建立早期发现原位癌的技术方法。

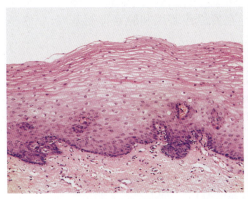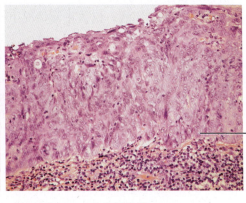

癌细胞没有突破基底膜

图 5-9　正常鳞状上皮和鳞状细胞原位癌的比较

知识拓展

上皮内瘤变

目前,描述上皮从异型性增生到原位癌这一连续的过程,使用上皮内瘤变(intraepithelial neoplasia)的概念。轻度异型性增生称为上皮内瘤变Ⅰ级,中度异型性增生称为上皮内瘤变Ⅱ级,重度异型性增生和原位癌称为上皮内瘤变Ⅲ级。临床上将重度异型性增生和原位癌统称为上皮内瘤变Ⅲ级,主要是认识到实际上二者难以截然分开,处理原则也应基本一致。

十、肿瘤的原因和发生基本机制

（一）肿瘤的原因

引起发生肿瘤的原因十分复杂,有环境致瘤因素和机体内在因素两方面。

1. 环境致瘤因素　常见的有:①化学致癌物质:如多环芳烃类,存在于石油、工厂排出的煤烟、烟草燃烧的烟雾中,与肺癌的发病有密切关系;烤制和熏制的鱼肉也含有多环芳烃,经常食用可导致胃癌的发生;如亚硝胺类,存在于肉类食品中的保存剂与着色剂中含有亚硝酸盐,在胃内它与来自于食物中的二级胺合成亚硝胺后,可引起消化系统癌;如黄曲霉毒素,广泛存在于霉变食品中,其中霉变的花生、玉米及谷类含量最多,可诱发肝细胞癌。②物理致癌物质:紫外线、电离辐射(X 射线、γ 射线和放射性核素等)等物理性因素与皮肤癌、白血病的发生有关等。③生物致癌因素:主要是病毒引起的。如人乳头瘤病毒与生殖道和喉等部位的乳头状瘤有一定关系;EB 病毒与伯基特(Burkitt)淋巴瘤和鼻咽癌的发生有密切关系;乙型肝炎病毒(HBV)与肝细胞癌的发生密切相关;此外发现,幽门螺旋杆菌感染与胃的黏膜相关淋巴组织发生的相关淋巴组织淋巴瘤密切相关,幽门螺旋杆菌胃炎特别是局限于胃窦和幽门部的时候,与一些胃腺癌的发生也有关系。

2. 机体内在因素　肿瘤的发生与机体的遗传和免疫等内因有关。①遗传:一些肿瘤有家族聚集倾向,如乳腺癌,胃肠癌;②免疫因素:肿瘤的发生、发展、疗效及预后,与机体的免疫状态呈正相关。免疫功能低下或不足时,易发生肿瘤。如在患有获得性免疫缺陷综合征(AIDS)时,由于免疫缺陷,恶性肿瘤的发生率明显增高。

（二）肿瘤的发生基本机制

肿瘤发生的本质是基因病。机体正常情况下存在着原癌基因和肿瘤抑制基因,原癌基

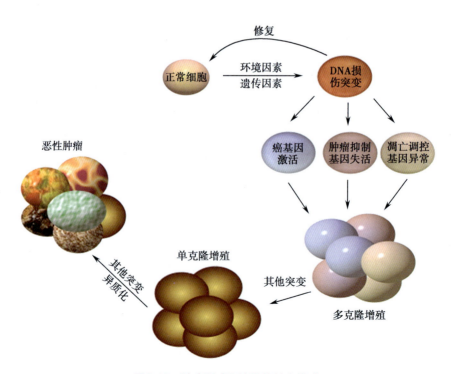

图 5-10　肿瘤形成和演进的基本模式

因是指在正常细胞基因组中存在与细胞生长增殖有关的 DNA 序列,该基因不表达或表达水平较低,没有致癌性;肿瘤抑制基因是指正常细胞中存在的一类对细胞生长与增殖起负调节作用的基因,这些基因的产物抑制细胞的生长和肿瘤性转化。

简单归纳总结,肿瘤发生的分子机制是:致瘤因素作用下激活原癌基因,或者灭活肿瘤抑制基因,可能还累及凋亡调节基因和 DNA 修复基因,使细胞出现多克隆性增殖;在进一步基因损伤的基础上,发展为克隆性增殖;通过演变,形成具有不同生物学特性的亚克隆,获得浸润和转移的能力(图 5-10)。

(周　璐)

思考题

1. 张某,男性,67 岁,有 30 年吸烟史,颈腰椎部疼痛 1 个月余。1 个月前发现颈腰椎部酸痛,服止痛药后可缓解。近日来疼痛加剧,出现咳嗽,痰中带血症状。X 线及 CT 检查发现,颈部及腰部椎骨有骨质破坏和左肺门处见 4cm×5cm 的占位性病变。纤维支气管镜活检发现病变组织呈巢状排列的异型细胞,并可见细胞间桥及角化珠。

请问:

(1) 对张某最可能的病理诊断及诊断依据是什么?

(2) 张某颈腰椎骨的病变如何形成的?

(3) 纤维支气管镜活检属于何种检查? 检查的意义?

2. 刘某,女性,35 岁,单位组织健康体检,体检报告结果单上写有一项诊断:宫颈刮片检查:子宫颈上皮细胞检见异型性,建议复查。随后刘某进行了复查,局部切取子宫颈组织病理活检,诊断:子宫颈上皮中度异型增生,建议随访。

请问:

(1) 何为异型性? 刘某体检子宫出现了什么问题? 复查意义?

(2) 何为异型增生及结果判断?

(3) 为何复查后建议随访? 举例几种临床上常见的其他类似情况。

第六章　常　见　疾　病

 学习目标

1. 培养积极对待和正确认识本章阐述的各常见疾病的意识;具有科学处理相关疾病问题的认知能力。
2. 掌握动脉瘤、冠心病、心绞痛、心肌梗死及室壁瘤的概念;动脉粥样硬化、良性高血压、风湿病、大叶性肺炎、小叶性肺炎、消化性溃疡病、病毒性肝炎、门脉性肝硬化、原发性肾小球肾炎及结核病的病理变化或基本病理变化;良性高血压内脏病变期、大叶性肺炎、小叶性肺炎、消化性溃疡病及门脉性肝硬化的病理临床联系。
3. 熟悉本章各常见疾病的概念;风湿性心脏病、慢性支气管炎、急性肝炎、急性重型肝炎、急性弥漫性增生性肾小球肾炎、急进性肾小球肾炎、慢性肾小球肾炎及原发性肺结核病的病理变化;心肌梗死及消化性溃疡病的并发症;大叶性肺炎、小叶性肺炎、慢性支气管炎及消化性溃疡的结局及并发症;慢性支气管炎、急性肝炎、急性重型肝炎、急性弥漫性增生性肾小球肾炎、急进性肾小球肾炎及慢性肾小球肾炎的病理临床联系;原发性肾小球肾炎的临床表现;结核病的转化规律。
4. 了解本章各常见疾病的病因及发病机制与结局;心肌纤维化、冠状动脉性猝死的概念;病毒性肺炎、肺气肿、慢性肺源性心脏病、慢性普通型肝炎及亚急性重型肝炎的病理变化;病毒性肺炎、肺气肿及慢性肺源性心脏病的病理临床联系;肾小球肾炎的临床表现;原发性肺结核病的转归;继发性肺结核病的特征及类型;各型细菌性痢疾的病理变化及病理临床联系。
5. 学会应用本章各常见疾病病理知识分析、解释相关的临床表现问题。

第一节　动脉粥样硬化

动脉粥样硬化(atherosclerosis,AS)是指各种原因导致血浆中的脂质沉积于大、中动脉内膜,引起内膜灶状纤维化,粥样斑块形成,导致管壁增厚变硬、管腔狭窄。动脉粥样硬化是心血管系统最常见的疾病之一,对人类健康有严重危害。

一、病因及发病机制

AS的确切病因和发病机制尚未完全清楚,下列因素被视为危险因素。

（一）高脂血症

高脂血症是指血浆总胆固醇和（或）甘油三酯异常升高。血脂在血液循环中以脂蛋白的形式转运。脂蛋白中的极低密度脂蛋白和低密度脂蛋白共同称为致 AS 性脂蛋白；而高密度脂蛋白对动脉粥样硬化有预防作用。研究表明，氧化低密度脂蛋白是最重要的致粥样硬化因子，是损伤细胞和平滑肌细胞的主要因子；高密度脂蛋白具有抗氧化作用，防止低密度脂蛋白的氧化，可竞争性抑制低密度脂蛋白与内皮细胞的受体结合和通过逆向转运将内膜中的胆固醇转运至肝脏加以清除。极低密度脂蛋白、低密度脂蛋白和甘油三酯的异常增高是判断 AS 和冠心病的最佳指标。

（二）高血压

高血压促 AS 的发生机制目前不清楚。认为可能与长期高血压，动脉血管壁受到较高压力的压迫和冲击，内皮细胞易受损伤，使内膜对脂质通透性增强，且中膜易发生致密化，低密度脂蛋白运出受阻。

（三）吸烟

流行病学资料表明，吸烟是心肌梗死的主要独立的危险因子。吸烟致 AS 的机制可能是，吸烟时血中 CO 浓度升高，从而造成血管内皮细胞的缺氧性损伤，同时大量吸烟使血中的低密度脂蛋白易被氧化，从而促进导致 AS。

（四）遗传因素

调查表明，AS 的发病具有家族聚集倾向，原发性高脂血症可由某一基因的突变直接引起。

（五）其他因素

此外，AS 的发生还有关的因素：①年龄：据统计，动脉粥样硬化的发病率随年龄的增加而升高；②性别：绝经前，女性发病率显著低于同年龄组男性，绝经期后，这种差异消失，是由于雌激素具有改善血管内皮的功能和降低血浆胆固醇的作用；③肥胖：肥胖者易发生高脂血症、高血压、糖尿病等，这些疾病容易导致动脉粥样硬化的发生。

二、基本病理变化

AS 的病理变化一般分四期：

（一）脂纹期

肉眼可见的最早病变。肉眼观察：不隆起或微隆起于内膜的黄色点状或条纹状病灶（图6-1）。镜下观察：病变处内膜中有大量圆形或椭圆形泡沫细胞聚集，泡沫细胞体积大，圆形或椭圆形，HE 染色胞质中有大量空泡（图6-1）。

（二）纤维斑块期

由脂纹发展而来。肉眼观察：①内膜面散在不规则隆起的斑块，颜色初为淡黄或灰黄，逐渐变为瓷白色，略带光泽，似蜡滴状；②切面黄色的脂质被埋于深层（图6-2）。镜下观察：①病灶表层为大量胶原纤维、平滑肌细胞、少数弹力纤维和蛋白聚糖形成的纤维帽，其中胶原纤维可发生玻璃样变性；②纤维帽下方可见数量不等的泡沫细胞，中膜平滑肌细胞、细胞外基质和炎细胞。

（三）粥样斑块期

由纤维斑块深层的组织坏死而来，是动脉粥样硬化的典型病变。肉眼观察：①内膜可见隆起内膜表面的灰黄色斑块；②切面见斑块表层为白色质硬组织，深层为黄色粥样物质，向

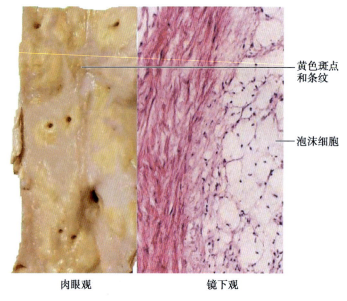

黄色斑点和条纹

泡沫细胞

肉眼观　　　　　　　镜下观

图6-1　动脉粥样硬化（脂纹期）

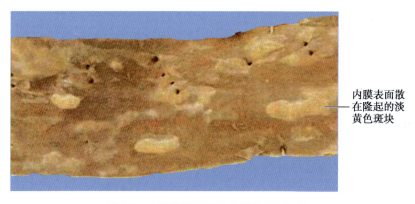

内膜表面散在隆起的淡黄色斑块

图6-2　主动脉粥样硬化（纤维斑块期）

深部压迫中膜。镜下观察：①斑块表层为纤维帽；②斑块下深层可见大量无定形的坏死崩解产物、胆固醇结晶（HE 染色片中为针状空隙）和钙盐沉积；③斑块底部和边缘出现肉芽组织；④动脉中膜平滑肌细胞萎缩，弹力纤维破坏，中膜变薄（图6-3）。

（四）继发性复合病变期

在纤维斑块和粥样斑块基础上继发的病变，常见的有：

1. 斑块内出血　斑块内新生的毛细血管破裂，血液流入斑块内，形成斑块内血肿，甚至使管径较小的动脉腔完全闭塞（图6-4）。

2. 斑块破裂　斑块表面的纤维帽破裂，粥样物自裂口流入血液，局部形成溃疡，进入血流的坏死性粥样物质可造成胆固醇栓塞。

3. 血栓形成　斑块破裂处的内皮损伤和溃疡的形成，促进血栓形成，若脱落可致栓塞。

4. 钙化　在纤维帽下粥样坏死物中可见钙盐沉积，使动脉壁变硬、变脆。

5. 动脉瘤（aneurysm）形成　是指病变严重时，病灶处中膜萎缩变薄，弹性下降，在血流压力作用下，局部血管壁向外扩张膨出（图6-5）。可破裂致大出血。

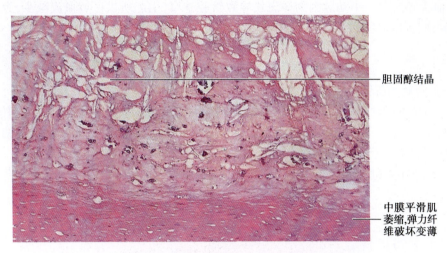

胆固醇结晶

中膜平滑肌萎缩,弹力纤维破坏变薄

图6-3 动脉粥样硬化(粥样斑块期)

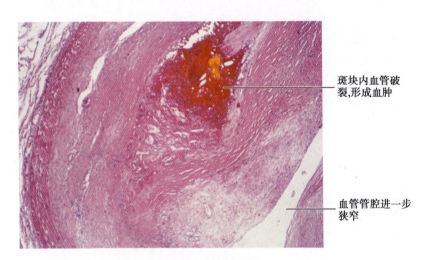

斑块内血管破裂,形成血肿

血管管腔进一步狭窄

图6-4 斑块内出血

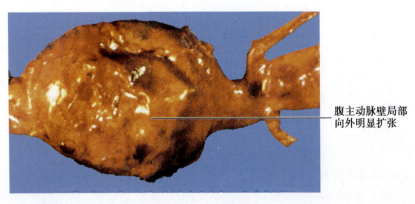

腹主动脉壁局部向外明显扩张

图6-5 腹主动脉瘤

6. **血管腔狭窄** 中动脉因粥样斑块导致管腔狭窄,引起所供区域血流减少,致相应器官发生缺血性的病变。

三、冠状动脉粥样硬化及冠状动脉粥样硬化性心脏病

(一) 冠状动脉粥样硬化

冠状动脉粥样硬化(coronary atherosclerosis)最常见发生于左冠状动脉前降支,其余好发依次为右主干、左主干或左旋支、后降支。横切面可见斑块多呈新月形,使管腔呈偏心性狭窄。根据管腔狭窄程度分为四级:Ⅰ级,≤25%;Ⅱ级,26%～50%;Ⅲ级(图6-6),51%～75%;Ⅳ级,≥76%(图6-7)。

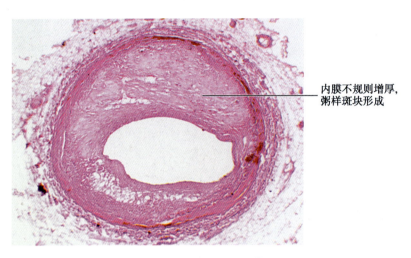

内膜不规则增厚,粥样斑块形成

图6-6 冠状动脉粥样硬化(Ⅲ级)

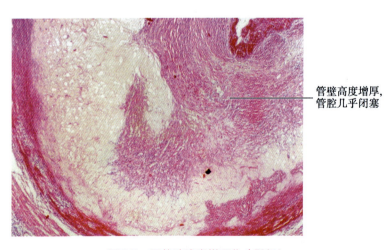

管壁高度增厚,管腔几乎闭塞

图6-7 冠状动脉粥样硬化(Ⅳ级)

(二) 冠状动脉粥样硬化性心脏病

冠状动脉性心脏病(coronary heart disease,CHD),简称冠心病,是因冠状动脉狭窄性疾病所致的心肌缺血性心脏病。因为冠状动脉粥样硬化是冠心病的最常见原因,故而临床上通常说的冠心病就是指的冠状动脉粥样硬化性心脏病(coronary atherosclerotic heart disease）。CHD 时,心肌缺血缺氧的原因包括冠状动脉供血不足和心肌耗氧量剧增两个方面的原因。前者是由于斑块致管腔狭窄(>50%),加之继发性复合病变和(或)冠状动脉痉挛,使冠状动脉供血量减少;后者是由于因血压骤升,情绪激动,过度劳累或心动过速等导致心肌负荷增加,引起冠状动脉相对供血不足。

CHD 的临床表现类型及特征见表 6-1。

表 6-1　CHD 的临床表现类型及特征

类型　　内容	原　因	临床表现特征
心绞痛(angina pectoris)	心肌急性、暂时性缺血、缺氧所造成的一种常见的临床综合征。是由于心肌耗氧量暂时增加,超出了已经狭窄的冠状动脉所能提供的氧而发生	①阵发性心前区疼痛或压迫感,可放射至整个心前区或左上肢,持续数分钟; ②经休息或口服硝酸酯制剂或休息后症状可缓解
心肌梗死(myocardial infarction,MI)	冠状动脉供血中断,引起供血区严重性持续性缺血而导致的较大范围的心肌缺血性坏死	①常见发生部位:为左冠状动脉前降支的供血区:左心室前壁、心尖部和室间隔的前 2/3; ②剧烈而持久的胸骨后疼痛; ③经休息或口服硝酸酯制剂后症状不能完全缓解; ④病理变化,血生化改变及并发症见下详述
心肌纤维化(myocardialfibrosis)	中至重度的冠状动脉粥样硬化性狭窄使心肌慢性持续性和(或)反复性加重的缺血、缺氧产生的心肌病变结果	早期表现不明显,临床上逐渐出现心律失常、心力衰竭等;病理变化见下详述
冠状动脉性猝死(sudden coronary death)	自然发生的、出乎意料的突然死亡。多在冠状动脉粥样硬化基础上,发生继发性复合病变,冠状动脉供血突然中断,导致心肌大面积急性缺血缺氧	心室颤动等严重心律失常

MI 病理变化:是贫血性梗死。一般在梗死 6 小时后肉眼才能辨认,呈苍白色,8~9 小时后呈土黄色。病变早期心肌细胞发生核碎裂、核溶解,间质水肿,少量中性粒细胞浸润。4 天后梗死灶外围出现充血出血带。7 天以后边缘区开始出现肉芽组织。3 周后肉芽组织开始机化,逐渐形成瘢痕组织(图 6-8)。

MI 血生化改变:心肌细胞受损后,肌红蛋白逸出入血,在心肌梗死 6~12 小时内出现峰值。心肌细胞坏死后,细胞内的谷氨酸-酰乙酸转氨酶(SGOT)、谷氨酸-酮酸转氨酶(SGPT)、肌酸磷酸激酶(CPK)和乳酸脱氢酶(LDH)释放入血,引起相应酶在血中浓度升高。一般在心肌梗死 24 小时后血清浓度达最高值。其中 CPK 值的测定对心肌梗死具有临床诊断意义。

MI 并发症:①心力衰竭:梗死的心肌收缩力丧失,可致左心、右心或全心衰竭;②心脏破裂:坏死的心肌细胞被中性粒细胞、单核细胞释放的大量蛋白水解酶溶解所致。左心室前壁梗死灶破裂,心室内血液涌入心包腔,发生急性心脏压塞,可致迅速死亡。室间隔处梗死灶破裂,左心室血液流入右心室,发生急性右心室功能不全;③心源性休克:MI 面积>40% 时,心肌收缩力极度减弱,心输出量显著下降而引起心源性休克;④心律失常:由于 MI 累及传导系统所致;⑤室壁瘤(ventricular aneurysm)形成:是指梗死心肌或形成的瘢痕组织张力下降,

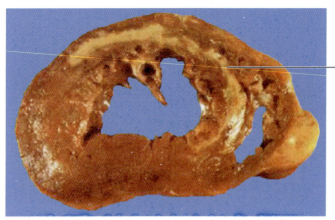

左心室前壁及室间隔前2/3的梗死区被灰白色瘢痕组织代替

肉眼观

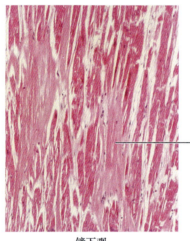

梗死灶机化,逐渐形成瘢痕

镜下观

图6-8 心肌梗死

局部心室壁在心室内压力作用下局限性向外扩张膨隆;⑥附壁血栓(mural thrombosis)形成:心内膜受损或室壁瘤形成处的血液形成涡流等引起;⑦急性心包炎:由于坏死组织累及心外膜引起纤维素性心包炎。

心肌纤维化病理变化:后期肉眼观察:见心脏体积增大,重量增加,所有心腔扩张,以左心室最为明显,心室壁厚度一般可正常。镜下观察:心肌细胞肥大或(和)萎缩,心内膜下心肌细胞弥漫性空泡变,有多灶性的陈旧性梗死灶或瘢痕。

 生活中的病理知识

运动有助于防治 AS

长期的有氧运动,如快走,慢跑,骑自行车,打太极拳,打篮球和踢足球等,能提高机体抗氧化物酶的活性,增强机体内源性抗氧化防御系统的功能,降低脂质过氧化水平,抑制氧化低密度脂蛋白的形成,进而有助于防治 AS 的发生。

(陈永林)

第二节 良性高血压

临床情景与学习导入

情景回放：

小明的爷爷,72 岁,患高血压病史 12 年,血压最高 170/95mmHg,5 年前出现头痛、头晕、健忘等症状,服用降压药后上述症状缓解。2 天前出现剧烈头痛、视物模糊、呕吐及右侧面神经麻痹及左侧上、下肢瘫痪,到医院就诊,血压 150/90mmHg,双下肢浮肿,颈静脉怒张,尿液化验检查:见大量蛋白管型。

思考任务：

小明的爷爷出现的临床表现与高血压有关系吗?

高血压(high blood pressure,HBP)是指体循环动脉血压持续升高,可导致心、脑、肾和血管改变的最常见的一种临床综合征。世界卫生组织(WHO)的高血压标准,成年人收缩压≥140mmHg和(或)舒张压≥90mmHg。

HBP 可分为原发性高血压(primary hypertension)和继发性高血压(secondary hypertension)。原发性高血压又称为高血压病(hypertension),其是指一种原因未明的,以体循环动脉血压升高为主要表现的独立性全身性疾病,亦是最常见的心血管系统疾病之一。继发性高血压是指患有某些疾病时出现的血压升高,高血压是疾病的一种临床表现,又称症状性高血压。原发性高血压又分为良性(缓进型)高血压和恶性(急进型)高血压。良性高血压较多见,占95%,多见于中老年人,起病隐匿,进展慢,病程长,可达十余年或数十年;恶性高血压较少见,多见于青壮年,起病急,进展快,预后差。本节介绍良性高血压。

一、病因及发病机制

良性高血压的病因和发病机制尚未完全阐明,目前认为是受遗传、环境、饮食等多种因素相互综合作用所致。

（一）遗传因素

高血压具有明显的遗传倾向,据研究,人群中至少20%~40%的血压变异是由遗传决定的。

（二）社会心理因素

长期精神紧张或反复处于紧张状态或从事相应职业的人,使大脑皮质功能失调,失去对皮层下血管舒缩中枢的调控能力,当血管以持久的收缩为主兴奋时,可引起全身细、小动脉痉挛,增加外周血管的阻力,使血压升高。

（三）高盐饮食因素

日均摄盐量高的人群,明显比摄入量低的人群发生高血压要多,摄盐量与血压呈正相关。

（四）其他因素

认为高血压的发生还与吸烟、饮酒、肥胖、内分泌紊乱等有关。

二、病理变化及病理临床联系

良性高血压的病程病变发展分为三期,病变特征是全身细小动脉硬化。

（一）功能紊乱期

为早期阶段,病理特点:全身细小动脉间歇性痉挛收缩,血管功能性障碍血压升高,但无器质性病变。临床特点:血压升高呈波动状态,常无明显症状,适当的休息、治疗可以痊愈。

（二）动脉病变期

为中间阶段,病理特点:全身动脉硬化,血管器质性病变血压升高。临床特点:明显的持续性血压升高,失去波动性,需服降压药。

1. 细小动脉硬化　是良性高血压的主要病变特征,表现为细小动脉玻璃样变性。常累及肾入球小动脉(图6-9),脾中央动脉和视网膜动脉。是由于细动脉长期痉挛,使内皮细胞和基底膜受损,内皮细胞间隙扩大,血浆蛋白渗入内皮下;同时平滑肌细胞分泌细胞外基质增多,继而平滑肌细胞因缺氧发生变性、坏死,动脉壁逐渐被血浆蛋白和细胞外基质所代替,导致细动脉壁增厚,管腔缩小甚至闭塞。

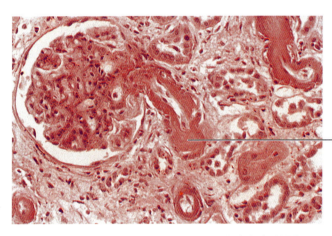

肾入球动脉管壁增厚呈红染均质状,管腔狭窄

图6-9　高血压之肾入球小动脉玻璃样变

2. 肌型小动脉硬化　主要累及肾小叶间动脉,弓状动脉及脑的小动脉。表现为小动脉内膜胶原纤维及弹力纤维增生。中膜平滑肌细胞有不同程度的增生和肥大,并伴有胶原纤维及弹力纤维增生,使管壁增厚、管腔狭窄。

3. 大动脉硬化　在主动脉及其主要分支发生动粥样硬化。

（三）器官病变期

1. 心脏病变　①原因:是因适应血压升高的外周血管阻力增大,心脏工作负荷增加而引起的改变结果。②病理变化:肉眼观察:心脏体积增大,重量增加,可达400g(正常约250g)以上,左心室壁增厚,可达1.5～2.0cm(正常≤1.0cm),乳头肌和肉柱增粗;早期只心室壁肥厚但心腔不扩张,心腔相对缩小,表现为代偿性改变,称为向心性肥大(图6-10)。晚期逐渐心肌收缩力降低,左心室代偿失调,心室壁肥厚伴心腔扩张,表现为失代偿性改变,称为离心性肥大。镜下观察:心肌细胞增粗、变长,细胞核大深染(图6-10)。③病理临床联系:

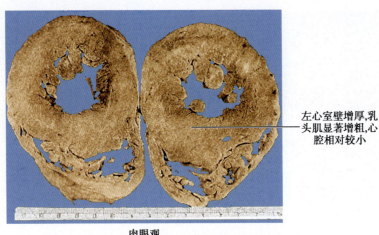

左心室壁增厚,乳头肌显著增粗,心腔相对较小

肉眼观

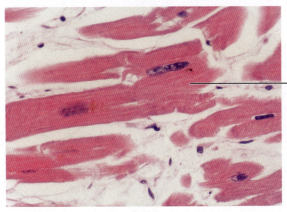

心肌细胞变粗,核圆形或椭圆形

镜下观

图6-10　原发性高血压左心室肥大

高血压引起的心脏病,称为高血压性心脏病。临床上,可有心悸,ECG 显示有左心室肥大和心肌劳损,严重者出现心力衰竭。当出现心力衰竭时则预后不良。

2. 肾脏病变　①原因:是因肾入球小动脉玻璃样变和肌型小动脉硬化,管壁增厚,管腔狭窄而引起的肾小球缺血性肾脏病变。②病理变化:肉眼观察:双侧肾脏对称性缩小,质地变硬,肾表面凸凹不平,呈细颗粒状;切面肾皮质变薄,皮髓质界限模糊,将高血压引起的这种肾脏改变称为原发性颗粒性固缩肾(图6-11)。镜下观察:肾小球纤维化和玻璃样变性,相应的肾小管因缺血而萎缩、消失,间质纤维组织增生和淋巴细胞浸润,病变相对较轻的肾单位代偿性肥大(图6-11)。③病理临床联系:早期一般不出现肾功能障碍。晚期,由于病变的肾单位越来越多,肾血流量逐渐减少,肾小球的滤过率逐渐降低,出现水肿、蛋白尿和肾病综合征,严重者可出现尿毒症。

3. 脑病变

(1) 原因:是因脑细小动脉硬化,引起局部脑组织缺血,毛细血管通透性增加而导致发生的一系列脑部病变。

(2) 主要表现

1) 脑水肿:由于细小动脉硬化,局部组织缺血,毛细血管通透性增加,发生脑水肿。临床上可出现头痛、头晕、眼花、呕吐、视力障碍等症状,称为高血压脑病;有时血压急剧升高,

85

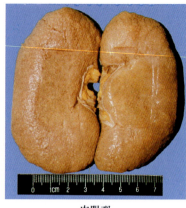

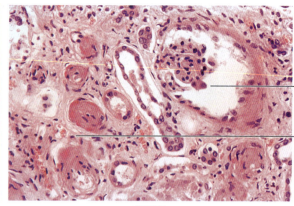

肾单位代
偿性肥大、
扩张

肾单位纤
维化、萎
缩

肉眼观   镜下观

肉眼观:双侧肾脏对称性缩小,质地变硬,肾表面凹凸不平,呈细颗粒状

图6-11　原发性颗粒性固缩肾

出现剧烈头疼、意识障碍、抽搐等症状,称为高血压危象。这种危象可见于高血压的各个时期。

2) 脑软化:由于脑细小动脉硬化,供血区脑组织缺血而发生多数小坏死灶,梗死脑组织发生液化坏死,称为脑软化。当坏死较严重时,临床上可出现偏瘫,失语等表现。

3) 脑出血:是良性高血压最严重且致命性的并发症。常见发生于基底节和内囊处。此处发生出血的原因是因为供应该区域的豆纹动脉是从大脑中动脉呈直角的分支,其直接受到大脑中动脉压力较高的血流冲击和牵引,故较之其他脑动脉易破裂出血,加之由于高血压引起的血管硬化,血管变脆,血管壁弹性下降,若当再发生血压突然升高时就很容易引起破裂出血。出血常为大片状,其区域脑组织完全破坏,形成充满血液(血凝块)和坏死脑组织的囊性病灶(图6-12)。临床上因出血部位及出血量的不同而表现不同。内囊出血时,对侧肢体偏瘫,感觉消失;左侧脑出血时,失语;脑桥出血时,引起同侧面神经麻痹及对侧上下肢瘫痪等;若出血破入侧脑室时,可发生昏迷,甚至死亡。脑出血可因血肿占位及脑水肿,挤压脑组织并发脑疝而导致死亡。

4. 视网膜病变　视网膜中央动脉发生细动脉硬化。眼底检查可见血管迂曲、反光增

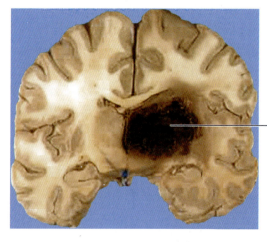

内囊、基底节区脑
组织被血凝块代替

图6-12　高血压脑出血

强,动静脉交叉处出现压痕。严重者视盘水肿,视网膜出血,视力减退。

生活中的病理知识

高血压患者的家庭护理

高血压患者有时出现眼前突然瞬间发黑,并且看不清或看不见东西,几十秒钟后可完全恢复正常。这是由于高血压引起脑动脉粥样硬化,导致脑组织缺血、缺氧,脑缺血导致视网膜缺血所引起的。同时由于脑血管粥样硬化,引起脑缺血、缺氧,造成运动神经系统调节失常,导致平衡障碍,而特别容易跌倒。因此在家庭护理中要特别注意,以免发生意外。

(陈永林)

第三节 风 湿 病

风湿病(rheumatism)是指一种与 A 组 β 溶血性链球菌感染有关的主要累及全身结缔组织的变态反应性炎症性疾病。最常侵犯心脏、关节和血管等处,以心脏病变最为严重。风湿病的急性期有发热,心脏和关节的损害,皮肤环形红斑,皮下结节和小舞蹈病等症状和体征。风湿病多发于 5 ~ 15 岁,6 ~ 9 岁为发病高峰,男女患病率无差别。风湿病多发于冬春阴雨季节,潮湿和寒冷是重要诱因。

一、病因及发病机制

风湿病的病因与 A 组 β 溶血性链球菌感染有关。主要根据是:①患者发病前常有咽峡炎、扁桃体炎等上呼吸道链球菌感染史;②本病多发生于链球菌感染盛行的冬春季节和寒冷潮湿的地区;③抗生素应用后,能降低风湿病的发生和复发。

风湿病的发病机制目前多倾向于认为是抗原抗体交叉反应引起,研究表明 A 组链球菌胞壁中的 M 蛋白、C 多糖与人体某些结缔组织存在共同抗原性,导致机体针对链球菌产生的抗体作用于自身组织,发生交叉免疫反应引起组织损伤。

二、基本病理变化

风湿病的病程病变发展分为三期,病变特征是形成和出现风湿肉芽肿。

(一)变质渗出期

是早期改变。表现为病变组织基质发生黏液样变性和胶原纤维发生纤维素样坏死,同时有少量淋巴细胞、浆细胞、单核细胞浸润以及浆液、纤维素渗出。此期持续 1 个月。

(二)增生期(肉芽肿期)

此期特点:是在变质渗出的基础上形成具有诊断意义的风湿肉芽肿,称为风湿小体或阿绍夫小体(Aschoff body)。风湿小体在显微镜下才能看到,多出现于心肌间质,心内膜下和皮下结缔组织。镜下观察:整体病变区域呈圆形或梭形,由纤维素样坏死物区域和区域内多量的风湿细胞及少量的淋巴细胞和浆细胞构成(图6-13)。风湿细胞由增生的巨噬细胞吞噬纤维素样坏死物质转变而来,又称为阿绍夫细胞(Aschoff cell)。在心肌间质内的风湿细胞多位于小血管附近,细胞体积大,胞质丰富,核大,核膜清晰,染色质常集于核中央,纵切面上呈毛虫样,横切面上呈枭眼状(图6-13)。此期持续 2 ~ 3 个月。

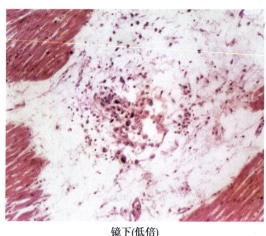
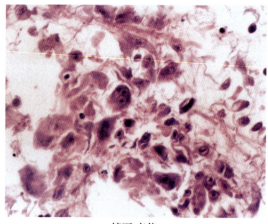

镜下(低倍)　　　　　　　　　　　　　　　　镜下(高倍)

图 6-13　风湿性心肌炎

心肌间质增生、水肿,风湿细胞或 Aschoff 细胞聚集。高倍视野下风湿细胞体积大,圆形、多边形,胞界清而不整齐。核大,圆形或椭圆形,核膜清晰,核周可见明显的亮晕,可见单核、双核或多核,核的横切面似枭眼状

(三) 纤维化期(瘢痕期,愈合期)

风湿小体内的坏死物质逐渐被吸收,风湿细胞变为成纤维细胞,使风湿小体逐渐纤维化,最后形成瘢痕组织。此期持续 2~3 个月。

一个风湿病期整个病程 4~6 个月。因风湿病具有反复发作的性质,常见在受累的器官和组织中新旧病变并存。若如此反复持续进展,最终因不断形成和扩大的纤维化瘢痕,导致器官、组织结构破坏和功能障碍。

三、风湿性心脏病

风湿病最常受累的就是心脏,引起的病变表现为风湿性心内膜炎,风湿性心肌炎和风湿性心外膜炎。

(一) 风湿性心内膜炎

主要累及二尖瓣,其次为二尖瓣和主动脉瓣同时受累。病理变化:①初期:瓣膜肿胀,瓣膜内出现黏液变性和纤维素样坏死,有浆液渗出和炎细胞浸润。②随后在病变瓣膜表面,尤以瓣膜闭锁缘,形成串珠状排列的粟粒大小、灰白色、半透明的赘生物,即白色血栓,此赘生物与瓣膜粘连紧密,不易脱落(图6-14);镜下赘生物由血小板和纤维素组成。③后期:赘生物被机化,瓣膜发生纤维化及瘢痕形成。④晚期:病变反复发生,因瓣膜增厚、变硬、卷曲、短缩、瓣膜间相互粘连,腱索增粗、缩短,最终引起瓣膜狭窄和(或)闭锁不全的慢性心瓣膜病,严重者瓣膜高度狭窄如鱼口状(图6-14)。慢性心瓣膜病引起心脏血流动力学发生变化,血液循环障碍甚至导致心力衰竭。

(二) 风湿性心肌炎

常与风湿性心内膜炎同时发生,在心肌间质小血管旁形成 Aschoff 小体是特征性病变。病变反复发作,导致心肌间质较多瘢痕形成,累及传导系统引起心律失常,严重时心肌收缩力下降,心功能不全。

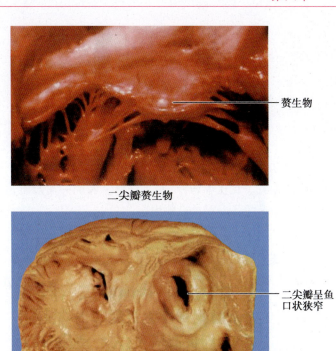

二尖瓣赘生物 ———— 赘生物

二尖瓣呈鱼
口状狭窄

二尖瓣高度狭窄

图 6-14　风湿性心内膜炎

（三）风湿性心外膜炎

主要累及心包膜脏层，呈浆液性或纤维素性炎症。当有大量浆液渗出时可形成心包腔积液，大量纤维素渗出可形成绒毛心（图 6-15）。如果渗出多量纤维素不能被完全溶解吸收，则发生机化，使心包膜脏层与壁层互相粘连，形成缩窄性心外膜炎。

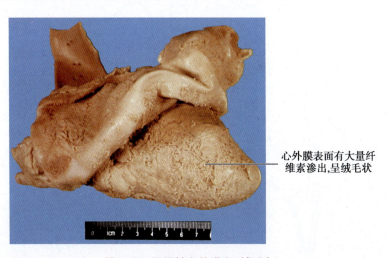

心外膜表面有大量纤
维素渗出，呈绒毛状

图 6-15　风湿性心外膜炎（绒毛心）

（陈永林）

89

第四节 肺 炎

临床情景与学习导入

情景回放：

小杨，男性，29 岁，酗酒后遭雨淋，第 2 天寒战、高热，继而出现胸痛、咳嗽、咳铁锈色痰，急诊入院，被诊断为大叶性肺炎。抗生素治疗，明显缓解。入院一周后自感无症状出院。半年后征兵体检，发现左肺下叶有约 3cm×2cm"肿块"。

思考任务：

1. 小杨酗酒、淋雨与患大叶性肺炎之间的关系？出现的临床表现是如何发生的呢？
2. 对于在征兵体检时发现的左肺下叶"肿块"的考虑，就你所学，其可能性会有几种？

呼吸系统包括鼻、咽、喉、气管和各级支气管组成的呼吸道和肺两部分，鼻、咽、喉、为上呼吸道，气管和各级支气管为下呼吸道（图6-16）。气管、支气管、小支气管、细支气管及终末

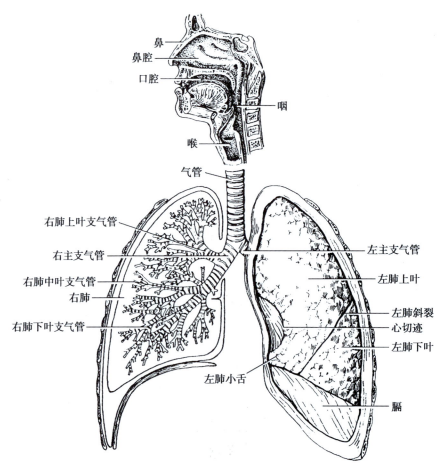

图6-16 呼吸系统解剖

细支气管为气体出入的传导部分,其后的呼吸性细支气管、肺泡管、肺泡囊及肺泡为肺的呼吸部分。3~5个终末细支气管连同它们的分支及肺泡组成肺小叶。肺小叶内的Ⅰ级呼吸性细支气管及其远端的肺组织称为肺腺泡,是肺的基本功能单位。

肺炎(pneumonia)通常是指肺的急性渗出性炎症性疾病,是呼吸系统的常见病,多发病,以各种病原微生物,如细菌、病毒等感染引起的感染性肺炎最为常见。根据致病生物性因子的种类,肺炎可分为细菌性肺炎、病毒性肺炎、支原体肺炎、真菌性肺炎和寄生虫性肺炎;根据病变累及范围的大小,肺炎分为大叶性肺炎、小叶性肺炎和间质性肺炎;按病变的性质可分为浆液性,纤维素性,化脓性,出血性炎等。临床上,以细菌性肺炎最常见,约占80%。本节主要介绍细菌性肺炎和病毒性肺炎。

一、细菌性肺炎

(一) 大叶性肺炎

大叶性肺炎(lobar pneumonia)是指主要由肺炎链球菌感染引起的,病变通常累及肺大叶的全部或大部,以肺泡内弥漫性纤维素渗出为主的急性炎症性疾病。临床上多见于青壮年,起病急骤。表现为寒战、高热、胸痛、咳嗽、咳铁锈色痰和呼吸困难,有肺实变体征及外周血白细胞增多。由于肺泡壁通常不被破坏,故痊愈后呼吸功能可以完全恢复。

1. 病因及发病机制 大叶性肺炎90%以上是由肺炎链球菌引起,肺炎杆菌、金黄色葡萄球菌等也可引起。正常情况下,肺炎链球菌存在于人的鼻咽部,当机体受寒,过度疲劳,醉酒和麻醉等引起呼吸道防御功能减弱时,细菌由上位向下侵入肺泡并迅速生长繁殖,引发变态反应,使肺泡壁毛细血管通透性增高,浆液及纤维蛋白原大量渗出并与细菌共同通过肺泡间孔或呼吸性细支气管向邻近肺组织蔓延,波及部分或整个肺大叶。

2. 病理变化及病理临床联系 常发生在单侧,多见于双肺下叶,典型的病程病变发展分四期,病变特征是肺泡腔内的纤维素性炎。各期特征见表6-2。

表6-2 大叶性肺炎的各期特征

分期	病程	病理变化	病理临床联系
充血水肿期	发病第1~2天	肉眼观察:肺叶肿胀,暗红色。 镜下观察:①肺泡壁毛细血管:扩张充血;②肺泡腔内:较多浆液性渗出物	①临床表现:由于毒血症,患者出现寒战、高热、外周血白细胞增多。 ②胸部X线检查:显示片状模糊阴影。 ③渗出液化验:常可检出肺炎链球菌
红色肝样变期	发病第3~4天	肉眼观察:肺叶充血肿胀,暗红色,质地变实如肝,切面灰红,称红色肝样变期。 镜下观察:①肺泡壁毛细血管:明显扩张充血;②肺泡腔内:充满大量纤维素及红细胞	①临床表现:体温持续升高,咳嗽,咳铁锈色痰。痰呈铁锈色是由于肺泡腔内的红细胞被巨噬细胞吞噬崩解,故痰液中含有崩解的含铁血黄素。若病变范围较广,出现发绀、呼吸困难等缺氧症状。病变波及胸膜时,引起纤维素性胸膜炎出现胸痛。触诊语颤增强,叩诊浊音,听诊有湿性啰音 ②胸部X线检查:见大片均匀致密阴影,呈肺实变体征 ③渗出物化验:仍能检出较多的肺炎链球菌

续表

分期	病程	病理变化	病理临床联系
灰色肝样变期	发病第 5 ~ 6 天	肉眼观察:肺叶肿,灰白色,质地变实如肝(图6-17),称为灰色肝样变期 镜下观察:①肺泡壁毛细血管:受压甚至闭塞;②肺泡腔内:充满大量纤维素及中性粒细胞	①临床表现:体温开始下降,缺氧有所改善,痰由铁锈色逐渐变为黏液脓痰。痰呈脓性黏液是由于渗出物被变性坏死的中性粒细胞释放的蛋白水解酶溶解液化。体征同上期 ②胸部 X 线检查:同上期 ③渗出物化验:肺炎链球菌大多被中性粒细胞吞噬,故不易检出
溶解消散期	发病后 1 周左右,约历时 1~3 周	肉眼观察:实变消失,肺质地变软 镜下观察:炎性渗出物逐渐溶解吸收或咳出,肺组织和结构恢复正常	①临床表现:体温恢复正常,各种症状和体征减轻,消失 ②胸部 X 线检查:病变区阴影密度降低,透亮度增加,直至逐渐恢复正常

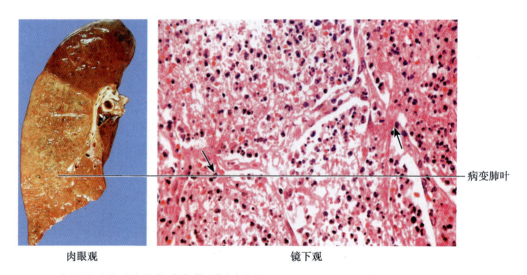

肉眼观　　　　　　　　　　　　　　　　镜下观

病变肺叶

肉眼观:病变肺叶肿胀,色灰黄,质实如肝
镜下观:肺泡内充满纤维素和中性粒细胞,相邻肺泡腔内纤维素经肺泡间孔相互连接

图6-17　大叶性肺炎(灰色肝样变期)

　　大叶性肺炎的上述病理变化是一个连续的过程,彼此间无绝对的界限。临床上由于早期应用抗生素治疗,大叶性肺炎的病程明显缩短,也很难见到典型的四期病变过程。

　　3. 结局及并发症　经过治疗大多痊愈,少数出现并发症。可表现为:

　　(1) 肺肉质变(pulmonary carnification):是指由于肺泡腔内渗出的中性粒细胞过少,释放的蛋白溶解酶不足以溶解肺泡腔内渗出的纤维素,大量纤维素被肉芽组织取代而发生机化,使病变肺组织呈褐色肉样。亦称机化性肺炎。

　　(2) 胸膜肥厚和粘连:胸膜炎时渗出的纤维素不能被完全溶解吸收而发生机化,则导致胸膜肥厚、粘连。

　　(3) 肺脓肿、脓胸:当细菌毒力强或机体抵抗力低下时,尤其是合并金黄色葡萄球菌感染者,易并发肺脓肿、脓胸。

　　(4) 败血症或脓毒败血症:严重感染时,细菌侵入血液大量繁殖并产生毒素所致。

（5）感染性休克：见于重症病例，是大叶性肺炎的严重并发症，主要表现为微循环衰竭及严重全身中毒症状，故又称中毒性或休克性肺炎，死亡率较高。

（二）小叶性肺炎

小叶性肺炎（lobular pneumonia）是指主要由化脓性细菌感染引起的以细支气管为中心，以肺小叶为单位的急性化脓性炎症性疾病，又称支气管肺炎（bronchopneumonia）。临床上多见于小儿、体弱老人及久病卧床者。表现为冬春季节多见，出现发热，咳嗽，咳痰等。

1. 病因及发病机制　引起小叶性肺炎常为多种细菌混合感染所致。常见的致病菌通常为口腔及上呼吸道内致病力较弱的常驻寄生菌，如肺炎链球菌、葡萄球菌、绿脓杆菌、大肠杆菌及流感嗜血杆菌等。当发生传染病，营养不良，恶病质，昏迷，麻醉和手术后等状况时，由于机体抵抗力下降，呼吸系统的防御功能降低，这些细菌就可能侵入细支气管及末梢肺组织并生长繁殖，从而引起小叶性肺炎。因此，小叶性肺炎往往是一些疾病的并发症，如麻疹后肺炎，吸入性肺炎，坠积性肺炎及手术后肺炎等。

2. 病理变化　病变特征是以细支气管为中心的肺组织的化脓性炎症。肉眼观察：两肺表面及切面见散在分布，大小不等，形状不规则的灰黄色实变病灶，以下叶及背侧多见（图6-18），一般直径在 0.5～1cm 左右。严重者，病灶互相融合成片，甚至累及全叶，形成融合性支气管肺炎。镜下观察：①早期：细支气管黏膜充血水肿，附着黏液性渗出物；周围肺组织病变不明显或仅肺泡间隔充血水肿；②病变发展，在细支气管及其周围肺泡腔内，充满大量中性粒细胞，脱落崩解的上皮细胞，少量的红细胞和纤维素（图6-18）；周围肺组织充血、水肿，可见呈不同程度的肺泡过度扩张的代偿性肺气肿改变。

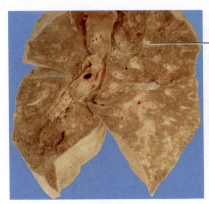
肉眼观

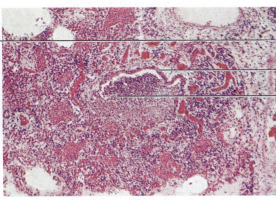
镜下观

双肺大小
不等病灶
细支气
管壁
病变细支
气管

肉眼观：肺切面散布大小不一、形状不规则的灰黄色实变病灶，部分病灶中央可见细支气管横断面
镜下观：细支气管腔内及其周围肺泡腔内充满以中性粒细胞为主的炎性渗出物

图 6-18　小叶性肺炎

3. 病理临床联系　发热、咳嗽和咳痰是最常见的症状。①寒战、高热：由细菌、毒素等引起。②咳嗽、咳痰：支气管黏膜受炎症及渗出物刺激，引起咳嗽，痰液常为黏液脓性或脓性。③胸部X线检查：因实变病灶较小且分散，故无明显肺实变体征，见肺内散在不规则灶状模糊阴影，融合性支气管肺炎时，可呈片状。④体格检查：听诊有湿性啰音，是因细支气管及肺泡腔内含有炎性渗出液，在吸气过程中，气体通过液体而产生一连串水泡破裂声。⑤呼吸困难及发绀：细支气管和肺泡腔内有许多脓性渗出物，影响肺通气换气功能。

4. 结局及并发症　经及时治疗大多可痊愈。小叶性肺炎的并发症远较大叶性肺炎多，且危险性也大，较常见的并发症有呼吸衰竭，心力衰竭，脓毒血症，肺脓肿和脓胸等。在婴幼儿及年老体弱者，特别是并发其他严重疾病时，预后大多不良。

二、病毒性肺炎

病毒性肺炎（viral pneumonia）是指多由上呼吸道病毒感染引起的肺间质的渗出性炎症性疾病。

（一）病因及发病机制

引起病毒性肺炎的病毒种类繁多，常见的有流感病毒、腺病毒、呼吸道合胞病毒、麻疹病毒、副流感病毒、单纯疱疹病毒以及巨细胞病毒等。可由一种病毒或多种病毒混合感染或继发于细菌感染引起，主要经飞沫传染。

（二）病理变化

病变特征是肺间质的炎症。肉眼观察：病变多不明显，可见肺组织充血水肿，轻度肿大。镜下观察：主要表现为：①肺泡间隔明显增宽，间隔内血管扩张充血，肺间质充血，水肿，淋巴细胞及单核细胞浸润；②肺泡腔内一般无渗出物或仅有少量浆液；③细支气管上皮和肺泡上皮可增生肥大，并形成多核巨细胞，在增生的上皮细胞和多核巨细胞内可见病毒包涵体。病毒包涵体呈圆形或椭圆形，约红细胞大小，其周围常有一清晰的透明晕，因感染病毒种类的不同，其可出现于细胞核内和（或）细胞质中，呈嗜碱性或嗜酸性。检见病毒包涵体是病理诊断病毒性肺炎的重要组织学依据（图6-19）。

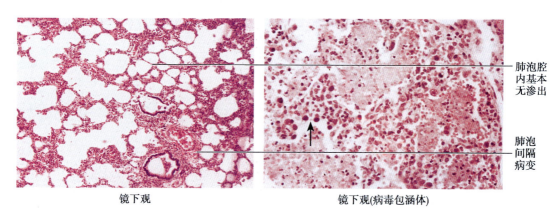

镜下观　　　　　　　　　　镜下观(病毒包涵体)

肺泡腔内基本无渗出

肺泡间隔病变

镜下观：肺泡间隔明显增宽，血管扩张充血，间质水肿伴大量以单核细胞为主的炎细胞浸润
镜下观(病毒包涵体)：增生肥大的上皮细胞核内见嗜碱性，圆形或椭圆形，周围有一明显空晕的病毒包涵体（箭头所示）

图6-19　病毒性肺炎

（三）病理临床联系

临床症状差别较大，主要可表现为因病毒血症引起的发热等全身中毒症状；由于炎症对支气管黏膜的刺激引起的频繁剧烈咳嗽；严重者出现明显呼吸困难、发绀，甚至引起呼吸衰竭和心力衰竭。X线检查，肺部可见斑点或片状浅薄阴影。婴幼儿和老年人病情较严重。

（四）结局

本病及时治疗预后较好，严重者或伴有细菌感染，预后较差。

（王占欣）

第五节　慢性阻塞性肺疾病

慢性阻塞性肺疾病(chronic obstructive pulmonary disease,COPD)是一组以慢性肺实质及小气道受损,引起慢性气道阻塞,呼吸阻力增加和肺功能不全为共同特征的肺疾病的统称。COPD是一种可以预防和治疗的常见疾病,主要包括慢性支气管炎、支气管哮喘、支气管扩张和肺气肿等。本节主要介绍慢性支气管炎和肺气肿。

一、慢性支气管炎

慢性支气管炎(chronic bronchitis)是指主要由理化和感染因素引起的气管、支气管黏膜及其周围组织的慢性非特异性炎症性疾病。临床主要症状和诊断标准:反复发作的咳嗽、咳痰或伴有喘息,且症状每年至少持续3个月,连续2年以上。

(一) 病因及发病机制

引起慢性支气管炎往往是多种因素长期综合作用的结果,已确定的致病因素包括:

1. 感染　慢性支气管炎的发病多与感冒密切相关,多发生于冬春季节。凡能引起呼吸道感染的病毒和细菌均是引起慢性支气管炎发生、发展和复发的重要因素。

2. 吸烟　吸烟对慢性支气管炎的发病起重要作用。研究表明,吸烟者比不吸烟者患病率高2~10倍,且患病率与吸烟量成正比。

3. 空气污染　研究表明,工业烟雾与粉尘等的空气污染与慢性支气管炎有明显的因果关系。

4. 过敏因素　过敏因素也与慢性支气管炎有一定的关系,喘息型慢性支气管炎患者往往有过敏史。

5. 机体自身　抵抗能力下降,呼吸系统防御功能受损及神经、内分泌功能失调等机体内在因素,也与疾病的发生发展密切相关。

 生活中的病理知识

关注健康　远离烟草

吸烟是COPD发生最常见的危险因素,当然吸烟的危害远不止此。据《中国吸烟危害健康报告》显示,主动吸烟或吸二手烟与多种恶性肿瘤,心脑血管疾病,呼吸系统疾病,生殖系统疾病,发育异常及糖尿病等有着密切关系。烟草危害是当今世界最严重的公共卫生问题之一,全球每年因吸烟导致死亡的人数高达600万,超过因艾滋病、结核、疟疾导致的死亡人数之和。我国是世界上最大的烟草生产国和消费国,吸烟对人民群众健康的影响尤为严重。据调查,我国吸烟人群逾3亿,另有约7.4亿不吸烟人群遭受二手烟的危害;每年因吸烟相关疾病所致的死亡人数超过100万,如对吸烟流行状况不加以控制,至2050年每年死亡人数将突破300万,成为人民群众生命健康与社会经济发展所不堪承受之重。

(二) 病理变化

慢性支气管炎是呼吸系统管道部分的炎症,病变早期常起始于较大的支气管,随后各级支气管均可受累。镜下观察主要改变为:

1. 黏膜上皮的改变　①呼吸道黏液-纤毛排送系统受损,纤毛发生粘连,倒伏,甚至缺失;②柱状上皮细胞变性,坏死及脱落;③再生修复时,上皮杯状细胞增多,可伴有鳞状上皮化生。

2. **腺体的改变** 黏膜下腺体肥大增生,部分浆液腺泡黏液腺化生,导致黏液分泌增多。病变后期,腺体萎缩,黏液分泌减少。

3. **支气管壁的改变** 管壁充血、水肿,淋巴细胞、浆细胞浸润。病变反复发作可使管壁平滑肌束断裂,萎缩,软骨可变性,萎缩或骨化。

4. **反复发作最终改变** 累及的细支气管不断增多,管壁结构破坏的纤维化增生修复,导致管壁增厚,管腔狭窄甚至发生纤维性闭锁;同时,炎症易向管壁周围组织及肺泡扩展,形成细支气管周围炎。

(三) 病理临床联系

因黏膜受炎症的刺激和黏液分泌增多,故慢性支气管炎的主要表现为咳嗽、咳痰,痰液呈白色黏液泡沫状。急性发作伴细菌感染时,咳嗽加重,痰量增多,痰黏液脓性或脓性痰。支气管痉挛、狭窄或黏液分泌物阻塞,常致喘息。双肺听诊可闻及哮鸣音,干、湿性啰音。疾病晚期,因黏膜及腺体的萎缩,分泌物减少而表现为干咳。

(四) 结局及并发症

慢性支气管炎的早期如能积极预防,防止复发,多数可以痊愈。但是若反复发生,因支气管病变和细支气管周围炎的程度的逐渐加重,导致小气道狭窄和阻塞,终致阻塞性通气障碍,久之,会发生慢性阻塞性肺气肿,进而发展为慢性肺源性心脏病。

二、肺气肿

肺气肿(pulmonary emphysema)是指末梢肺组织(呼吸性细支气管、肺泡管、肺泡囊和肺泡)过度充气并伴肺泡间隔破坏,肺组织弹性减弱,肺体积膨胀增大和通气功能降低的一种疾病病理状态。

(一) 病因及发病机制

肺气肿是支气管和肺部疾病最常见的并发症,尤以慢性支气管炎并发最常见。此外,吸烟、空气污染和肺尘埃沉着病等也是常见的发病原因。

发病机制是在多种因素综合作用下,使末梢肺组织含气量不断增多,压力升高,导致细支气管扩张,肺泡最终破裂融合成含气的大囊泡,形成肺气肿。

 知识拓展

肺气肿发生的主要因素

1. **阻塞性通气障碍** 慢性支气管炎时,小支气管和细支气管管壁增厚、管腔狭窄;同时黏液性渗出物的增多和黏液栓的形成进一步加剧小气道的通气障碍,使肺呼气不畅,残气量过多。

2. **呼吸性细支气管和肺泡壁弹性降低** 长期的慢性炎症,破坏了细支气管和肺泡壁上的大量的弹力纤维,降低了它们的弹性回缩力;而阻塞性通气障碍使细支气管和肺泡长期处于高张力状态,弹性降低,使残气量进一步增多。

3. **α_1-抗胰蛋白酶水平降低** α_1-抗胰蛋白酶(α_1-antitrypsin, α_1-AT)是弹性蛋白酶的抑制物,炎症时,白细胞释放的氧自由基可使 α_1-AT 失活,从而弹性蛋白酶活性增强,过多降解肺组织中的弹力蛋白、IV型胶原及糖蛋白,减弱肺泡弹性回缩力,增加残气量。

（二）病理变化

肉眼观察：①肺的体积明显膨胀，边缘变钝，色灰白；②肺组织柔软而缺乏弹性，指压后压痕不易消退；③表面可见肋骨压痕，切面肺组织呈蜂窝状（图6-20）。

镜下观察：①肺泡明显扩张，肺泡间隔变窄断裂，见肺泡融合形成较大的囊腔（图6-20）；②肺泡壁毛细血管受压且数量减少；③肺间质内肺小动脉内膜纤维性增厚；④小支气管和细支气管可见慢性炎症改变。

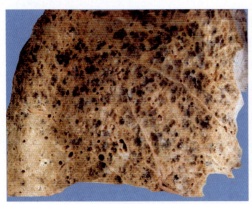 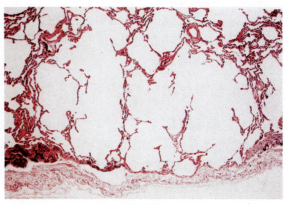

肉眼观　　　　　　　　　　　　　　　　镜下观

肉眼观：呼吸性细支气管呈囊状扩张，切面肺组织呈蜂窝状

镜下观：肺泡明显扩张，肺泡间隔变窄并断裂，相邻肺泡融合成较大囊腔

图6-20　肺气肿

（三）病理临床联系

1. 缺氧症状　常因阻塞性通气障碍而出现呼气性呼吸困难，胸闷，气短，气促，发绀等。

2. 桶状胸　典型体征为因长期过度吸气使肋骨上抬，肋间隙增宽、胸廓前后径增大，形成特征性的肺气肿"桶状胸"。

3. X线检查　见肺野扩大，横膈下降，透光度增强。

（四）结局及并发症

后期因肺泡间隔毛细血管床受压及数量减少，使肺循环阻力增加，肺动脉压升高，最终导致慢性肺源性心脏病。

（王占欣）

第六节　慢性肺源性心脏病

慢性肺源性心脏病（chronic cor pulmonale），简称肺心病，是指因慢性肺疾病，肺血管及胸廓病变引起的肺动脉压升高而导致的以右心室肥大和心室腔扩张为主要特征的心脏疾病。

一、病因及发病机制

肺动脉高压是肺心病发生的关键环节，常见引起的原因为：

（一）慢性肺疾病

凡能引起弥漫性肺气肿及肺间质纤维化的肺疾病，均可引起肺心病。以慢性支气管炎并发阻塞性肺气肿最常见,约占80%～90%。此类疾病时,因阻塞性通气障碍及肺气血屏障破坏,导致通气和换气功能障碍,发生肺泡内氧气分压降低和二氧化碳分压增高,引起肺小动脉痉挛和肺血管构型改建,如无肌型细动脉肌化,肺小动脉中膜增厚,进一步增大肺循环阻力,使肺动脉压升高。

(二)肺血管疾病

甚少见。如原发性肺动脉高压症,反复发生的肺小动脉栓塞等。

(三)胸廓病变

较少见。如严重的脊柱弯曲,类风湿,胸膜广泛粘连及胸廓畸形等,使胸廓活动受限,不仅引起限制性通气功能障碍,还可导致肺血管扭曲,肺部受压肺萎缩等,进一步使肺循环阻力加大引起肺动脉高压。

二、病理变化

(一)肺部病变

除肺部原有疾病,如慢性支气管炎等的病变外,主要病变是肺小动脉的改变。表现为无肌型细动脉肌化,肌型小动脉中膜增生肥厚等,肺小动脉炎及小动脉血栓形成与机化,肺泡壁毛细血管床数量显著减少。

(二)心脏病变

肉眼观察:①主要表现为右心室壁肥厚和心室腔扩张的右心室病变,通常以肺动脉瓣下2cm处右心室肌壁厚超过5mm(正常约为3～4mm)为诊断的病理标准;②心脏体积增大,重量增加,心尖钝圆(图6-21);③肺动脉圆锥显著膨隆,肥厚的右心室内乳头肌、肉柱增粗,室上嵴增厚。镜下观察:①见右心室壁心肌细胞肥大,核增大深染;②也见缺氧所致的心肌纤维萎缩,肌浆溶解,横纹消失;③间质水肿及胶原纤维增生等。

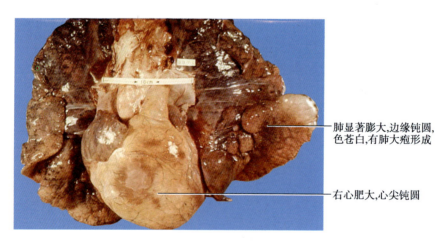

图6-21 慢性肺源性心脏病

肺显著膨大,边缘钝圆,色苍白,有肺大疱形成

右心肥大,心尖钝圆

三、病理临床联系及结局

肺心病发展缓慢,除了原有肺、胸廓疾病的症状和体征外,逐渐出现呼吸困难、气促、发绀等呼吸功能不全和心悸、心率增快、全身淤血、肝脾肿大、下肢浮肿等右心衰竭的表现。严重者,由于缺氧和二氧化碳潴留,呼吸性酸中毒等导致脑水肿而并发肺性脑病,表现为出现

头痛,烦躁,抽搐,嗜睡,甚至昏迷等精神障碍和神经系统症状。还可出现酸碱失衡,电解质紊乱及心律失常等。

(王占欣)

第七节　消化性溃疡病

 临床情景与学习导入

情景回放:

小华妈妈,48 岁,是一家国企的财务主管,工作废寝忘食。最近总是上腹部疼痛,饭后出现严重,经服用治疗"胃病"的药后不见好转,去医院就医诊治。医生首先安排给予的是做胃镜检查。

思考任务:

小华妈妈饭后上腹部疼痛是怎么了? 胃镜检查目的是什么?

消化性溃疡病(peptic ulcer disease)是指以胃或十二指肠黏膜及胃壁或肠壁慢性破坏性病变为主的形成慢性溃疡为特征的一种常见病。临床上多见于成年人,男性多于女性,十二指肠溃疡比胃溃疡多见,前者约占70%。约5%的病人,胃和十二指肠溃疡同时存在,称为复合性溃疡。

一、病因及发病机制

消化性溃疡病的病因及发病机制目前尚未完全清楚,认为与下列因素有关。

(一) 幽门螺杆菌的感染

研究表明,幽门螺杆菌感染在溃疡病的发病机制中具有重要作用。幽门螺杆菌主要通过释放细菌型血小板激活因子,尿素酶,蛋白酶和磷酸酯酶及趋化中性粒细胞等,引起促进黏膜表面毛细血管内血栓形成,以至黏膜缺血破坏黏膜防御屏障;引起利于胃酸直接接触上皮并进入黏膜内及促进胃酸分泌增加;引起破坏黏膜上皮细胞诱发溃疡。

(二) 黏膜的抗消化能力减弱

正常胃和十二指肠黏膜具有通过胃黏膜分泌的黏液形成的黏液屏障和黏膜上皮细胞的脂蛋白形成的黏膜屏障,保护黏膜不被胃酸和胃蛋白酶消化的防御屏障功能。各种因素如吸烟,长期服用非固醇类药物如阿司匹林等,破坏胃黏液或黏膜屏障,引起抗消化能力减弱,引发溃疡。

(三) 胃液的消化作用

研究发现,发生胃溃疡时,胃酸正常或低于正常;发生十二指肠溃疡时多数无胃酸增高;很多人胃酸增高却无溃疡。所以目前认为,胃液对胃壁组织的自我消化与溃疡病的形成有一定的关系。

(四) 神经内分泌功能紊乱

发生溃疡病时常有精神过度紧张或忧虑等。研究表明,精神因素可刺激引起自主神经功能紊乱。迷走神经功能亢进,可促使胃酸分泌增多,这与十二指肠溃疡的发生有关;而迷走神经兴奋性降低,胃蠕动减弱,机体则通过胃泌素分泌的增加进而促使胃酸分泌增加,这与胃溃疡的发生有关。

(五) 遗传

溃疡病有家族多发病史,提示其发生也可能存在与遗传因素有关系。

二、病理变化

胃溃疡与十二指肠溃疡病变改变大致相同。

肉眼观察(图6-22):①发生部位:胃溃疡多位于胃小弯近幽门侧,尤以胃窦部多见;十二指肠溃疡多发生于球部,以前壁或后壁多见;②形状:常呈单个圆形或椭圆形缺损,胃溃疡直径多在2cm以内,十二指肠溃疡直径多在1cm以内;③溃疡边缘:整齐,状似刀切;④溃疡周围:黏膜皱襞呈放射状;⑤溃疡底部:平坦,洁净;⑥溃疡深度:胃溃疡通常可穿越黏膜下层深达肌层甚至浆膜层,十二指肠溃疡较浅且易愈合。

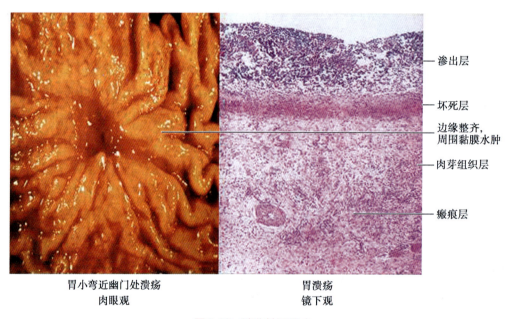

渗出层

坏死层

边缘整齐,
周围黏膜水肿

肉芽组织层

瘢痕层

胃小弯近幽门处溃疡
肉眼观

胃溃疡
镜下观

图6-22 消化性胃溃疡

镜下观察(图6-22):溃疡底部由表面至深部分四层结构:①炎性渗出物层;②坏死组织层;③肉芽组织层;④瘢痕组织层。瘢痕底部小动脉常发生增殖性动脉内膜炎,引起管腔狭窄或血栓形成,造成局部缺血而妨碍修复使溃疡不易愈合。溃疡底部的神经节细胞和神经纤维可变性、断裂而发生小球状增生,与产生疼痛有关。

三、病理临床联系

(一) 周期性上腹部疼痛

与胃酸刺激溃疡局部的神经末梢以及胃壁平滑肌痉挛有关。一般胃溃疡病表现为餐后1~2小时疼痛最明显的"饱痛",十二指肠溃疡病表现为半夜疼痛发作的"饿痛",与迷走神经兴奋性增高有关,进食后有所缓解。

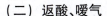

（二）返酸、嗳气

与胃幽门括约肌痉挛，胃逆蠕动，胃内容物排空受阻，滞留在胃内的食物发酵等有关。

四、结局及并发症

（一）愈合

如果溃疡不再发生，渗出物及坏死组织逐渐被吸收和排出，已被破坏的肌层由肉芽组织增生并形成瘢痕组织修复，同时周围黏膜上皮再生覆盖溃疡面而愈合。

（二）并发症

消化性溃疡病的常见并发症有出血、穿孔、幽门梗阻和癌变。出血是最常见的并发症；一般小于1%的长期胃溃疡可发生癌变；十二指肠溃疡几乎不癌变。

（陈永林）

第八节　病毒性肝炎

病毒性肝炎（viral hepatitis）是指由肝炎病毒感染引起的，以肝细胞变性坏死为主要病变的一种常见传染病。主要临床表现为不同程度的食欲不振，厌油腻，乏力，肝大，肝区疼痛和肝功能障碍等。

一、病因、发病机制及传染途径

目前已知的肝炎病毒有甲型（HAV），乙型（HBV），丙型（HCV），丁型（HDV），戊型（HEV）和庚型（HGV）6种。发病机制尚未完全阐明，认为引起发病和导致的病变，取决于感染的病毒种类和机体的免疫功能状态，或通过直接损伤肝细胞，或通过细胞免疫机制导致肝细胞损伤。免疫功能正常者，多为普通型肝炎；免疫功能超强者，常引起重型肝炎；免疫功能低下或缺乏者，往往只携带病毒而不发病。6种肝炎病毒的传播途径不尽相同，HAV和HEV主要通过消化道感染；HBV，HDV和HGV主要通过血液和密切接触感染；HCV主要通过血液感染。我国慢性肝炎的主要病因是感染HBV。

二、基本病理变化

病毒性肝炎的病变特征是以肝细胞变性坏死为主的变质性炎症，伴有不同程度的炎性细胞浸润，肝细胞再生和纤维组织增生。

（一）肝细胞变性

1. 细胞水肿　为最常见的病变，镜下观察：见肝细胞为中重度水肿改变的表现，呈胞质疏松样变或气球样变（图6-24）。

2. 嗜酸性变　一般仅累及单个或几个肝细胞，散在于肝小叶内。镜下观察：肝细胞胞质水分脱失，浓缩，肝细胞体积变小，HE染色见胞质嗜酸性增强，呈均匀致密的深红色。

（二）肝细胞坏死

是肝细胞重度水肿基础之上发生溶解性坏死。因溶解性坏死的范围和分布不同，其可呈现不同的特点，具体为：

1. 点状坏死　是指坏死仅累及单个或几个肝细胞，常见于急性普通型肝炎。

2. 碎片状坏死　是指在肝小叶周边部界板处肝细胞的灶性坏死，常见于慢性肝炎。

3. 桥接坏死 是指在中央静脉与汇管区之间,两个小叶中央静脉之间及两个汇管区之间的互相连接呈带状的坏死,常见于中、重度慢性肝炎。

4. 大片坏死 是指几乎累及整个肝小叶的大范围肝细胞坏死,常见于重型肝炎。

(三) 炎细胞浸润

主要是淋巴细胞和单核细胞散在性或灶状浸润于肝小叶内或汇管区。

(四) 肝细胞再生

坏死的肝细胞由邻近的肝细胞通过再生而修复。再生的肝细胞体积较大,核大而染色较深,可见双核。再生的肝细胞可沿原有网状支架排列。如肝细胞坏死严重,原肝小叶内的网状支架塌陷,再生的肝细胞则呈团块状排列,称为结节状再生。

(五) 增生

1. 间质反应性增生 ①库普弗(Kupffer)细胞增生,并可脱入窦腔内变为游走的吞噬细胞,参与炎细胞浸润;②间叶细胞及成纤维细胞增生并参与损伤的修复。

2. 小胆管增生 汇管区内或大片坏死灶内可见小胆管增生。

3. 纤维组织增生 长期慢性病毒性肝炎时,间质内大量纤维组织增生修复,破坏肝小叶原有的结构,发生肝硬化。

三、临床病理类型

病毒性肝炎的临床病理类型(图6-23)。

(一) 普通型肝炎

分为急性和慢性两种。

1. 急性(普通型)肝炎 最常见,又分黄疸型和无黄疸型。我国以无黄疸型肝炎居多,其中大部分为乙型肝炎。黄疸型肝炎的病变略重,病程较短,多见于甲型,丁型和戊型肝炎。

(1) 病理变化:肉眼观察:肝脏肿大,质较软,表面光滑。镜下观察(图6-24):①变性广泛而坏死轻微,见肝细胞广泛细胞水肿性变性,以肝细胞胞质疏松样变和气球样变为主;仅见散在的点状坏死及嗜酸性小体。②肝细胞体积增大,排列紊乱,拥挤,肝窦受压而变窄,肝细胞内可见淤胆现象。③在汇管区及肝小叶内有轻度的炎细胞浸润。黄疸型肝细胞坏死稍多,毛细胆管腔中有淤胆和胆栓形成。

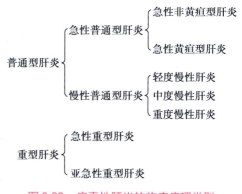

图6-23 病毒性肝炎的临床病理类型

(2) 病理临床联系:因肝肿大引起肝区疼痛或压痛。肝细胞坏死造成肝细胞内的酶释放入血,血清谷丙转氨酶(SGPT)升高,肝功能异常,严重者有黄疸。

(3) 结局:大多在半年内可治愈,但乙型、丙型肝炎往往恢复较慢,其中乙型肝炎有5%~10%,丙型肝炎有70%可转变成慢性肝炎。

2. 慢性(普通型)肝炎 病程持续在半年以上者即为慢性肝炎。引起发生的因素很多,如感染的病毒类型,机体免疫反应状态,治疗不当,营养不良,饮酒或服用对肝有损害的药物等。目前学者们注意到感染 HCV 时,由慢性肝炎转为肝硬化的几率极高,与最初肝的病变

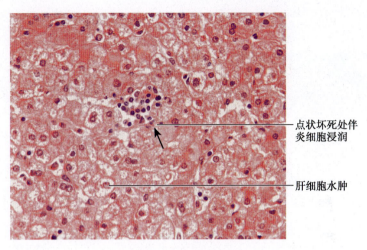

点状坏死处伴炎细胞浸润

肝细胞水肿

图 6-24　急性普通型肝炎

程度无关。因而慢性肝炎的病原分型更为重要。根据慢性肝炎的炎症,坏死及纤维化程度,分为三型:

(1) 轻度慢性肝炎:①主要病变:肝细胞点状坏死,偶见轻度碎片状坏死。②肝小叶界板:无破坏,小叶结构清楚。③汇管区:慢性炎细胞浸润,周围有少量纤维组织增生。

(2) 中度慢性肝炎:①主要病变:肝细胞变性坏死较明显,有中度碎片坏死,出现特征性的桥接坏死。②肝小叶界板:无明显破坏,肝小叶内有纤维间隔形成,小叶结构大部分保存。

(3) 重度慢性肝炎:①主要病变:肝细胞坏死严重且广泛,有重度碎片坏死及大范围桥接坏死。②肝小叶界板:破坏明显,纤维间隔增生明显并分割肝小叶结构。③肝细胞不规则再生。

结局:晚期逐渐转为肝硬化。若发生新鲜的大片坏死,即转为重型肝炎。

(二) 重型肝炎

是最严重的病毒性肝炎,较少见。根据发病的缓急及病变程度的不同,可分为急性重型和亚急性重型两种。

1. 急性重型肝炎　少见,起病急,病程短,病变发展迅速,死亡率高。临床上称为暴发型肝炎或恶性肝炎。

(1) 病理变化:肉眼观察(图 6-25):①肝体积明显缩小,重量可减轻至 600~800g(正常约 1500g),以肝左叶更明显。肝被膜皱缩,质地柔软。②切面呈黄色或红褐色,部分区域呈红黄相间的斑纹状,又称急性黄色肝萎缩或急性红色肝萎缩。镜下观察(图 6-25):①坏死广泛而变性轻微,见肝细胞广泛而严重的弥漫性大片坏死,仅残留网状支架;仅小叶周边部残留少许变性的肝细胞。②肝窦明显扩张充血,甚至出血。③Kupffer 细胞增生肥大。④肝小叶内及汇管区有大量淋巴细胞,巨噬细胞等炎性细胞浸润。⑤肝细胞再生不明显。

(2) 病理临床联系:大量肝细胞的迅速溶解坏死,可导致:①胆红素大量入血而引起肝细胞性黄疸;②凝血因子合成障碍,引起明显的出血倾向;③肝功能衰竭,对各种代谢产物的解毒功能发生障碍引起肝性脑病;④由于胆红素代谢及血液循环障碍等,可诱发肾衰竭,称肝肾综合征。

(3) 结局:大多数患者在短期内死亡,死亡原因主要为肝功能衰竭(肝性脑病),其次为消化道大出血,急性肾衰竭及 DIC 等。少数迁延转为亚急性重型肝炎。

2. 亚急性重型肝炎　多数是由急性重型肝炎迁延而来,少数病例可由普通型肝炎恶化

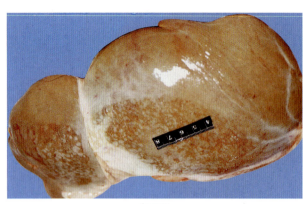

肉眼观

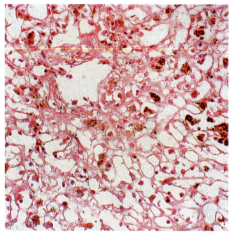

镜下观

肉眼观:肝体积明显缩小,重量明显减轻,质地柔软,黄色

镜下观:肝细胞弥漫性大片坏死消失,仅残留网状支架,Kupffer细胞增生肥大

图6-25 急性重型肝炎

而来。病程较长,可达数周至数月。

(1)病理变化:肉眼观察:①肝体积缩小,被膜皱缩不平,质地软硬程度不同。②表面部分区域呈大小不一的结节状。③切面可见坏死区呈红褐色,再生的结节因胆汁淤积而呈黄绿色。镜下观察:①肝细胞大片坏死和肝细胞结节状再生并存。②肝小叶内外可见淋巴细胞和单核细胞为主的炎细胞浸润。③肝小叶周边部有小胆管增生,较陈旧的病变区有明显的结缔组织增生。

(2)结局:如能及时恰当地治疗,病变可停止发展并有治愈的可能。多数继续发展而转变为坏死后性肝硬化。

(陈永林)

第九节　门脉性肝硬化

肝硬化(liver cirrhosis)是指由各种病因引起的肝细胞弥漫性变性坏死,纤维组织增生和肝细胞结节状再生,这三种病变反复交错进行,导致肝小叶结构破坏和肝血液循环途径改建,最终导致肝脏变形变硬的慢性肝脏疾病。肝硬化类型复杂,国际上根据形态表现将其分为大结节型、小结节型、大小结节混合型和不全分割型四型;在我国采用结合病因,病变特点以及临床表现的分类法,将其分为门脉性肝硬化,坏死后性肝硬化,胆汁性肝硬化,寄生虫性肝硬化和淤血性肝硬化等。本节主要介绍最常见的一种即门脉性肝硬化,其相当于国际分类的小结节型肝硬化。

一、病因及发病机制

尚未完全清楚。目前研究表明,与门脉性肝硬化发生有关的因素如下。

(一)病毒性肝炎

这是我国肝硬化的主要原因,其中感染HBV和HCV引起的病毒性肝炎与肝硬化的发生有密切关系。

（二）慢性酒精中毒

长期酗酒是引起肝硬化的另外一个重要因素,在欧美一些国家更为突出。是由于酒精在体内代谢过程中产生的乙醛对肝细胞有直接毒害作用,使肝细胞发生脂肪变性而逐渐发展为肝硬化。

（三）有毒物质的损伤作用

许多化学物质可以损伤肝细胞,如四氯化碳,辛可芬等,若长期作用则损伤肝细胞而引起肝硬化。

（四）营养不良

食物中长期缺乏甲硫氨酸或胆碱类物质时,使肝脏合成磷脂障碍而经过脂肪肝发展为肝硬化。

以上因素可引起肝细胞的变性坏死,但肝细胞可以通过再生修复。如果病因没有消除,肝细胞反复发生变性坏死及修复,肝小叶界板受损后,纤维组织增生,分割肝小叶加之肝细胞不规则结节状再生,最终形成假小叶。长期病变的过程中,肝脏的正常组织结构被破坏,肝质地变形变硬,最终导致肝脏血液循环改建和肝功能障碍而形成肝硬化。

二、病理变化

肉眼观察(图6-26):①早期:肝体积正常或略大,重量增加,质地正常或稍硬。②晚期:肝体积明显缩小,被摸增厚,重量减轻,质地变硬;表面及切面呈弥漫全肝的小结节,其大小相仿,直径多为0.15～0.5cm,一般不超过1cm;切面见圆形或类圆形岛屿状结构,其周围有较窄的均匀一致的灰白色纤维组织条索或间隔包绕。

镜下观察(图6-26):肝硬化的病变特征是正常肝小叶结构破坏,被假小叶取代。假小叶是指广泛增生的纤维组织将残存的和再生的肝细胞重新分割及包绕,形成的大小不等的圆形或类圆形的肝细胞团。假小叶特征:①假小叶内中央静脉无或偏位或可见两个以上。②包绕假小叶的纤维间隔宽窄较一致,内有少量淋巴细胞和单核细胞浸润,并可见小胆管增生。③假小叶内可见再生的肝细胞结节(也可形成假小叶),其特点是肝细胞排列紊乱,再生的肝细胞体积大,核大且深染,或有双核。

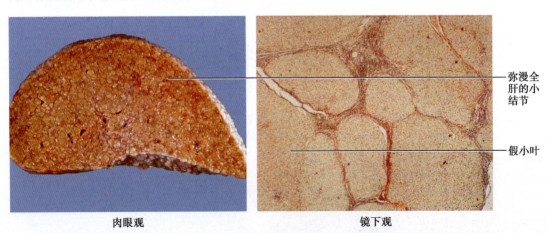

肉眼观　　　　　　　　　　　　　镜下观

弥漫全肝的小结节

假小叶

镜下观:假小叶形成,假小叶呈大小不等的圆形或类圆形,其内中央静脉常缺如或偏位(VG 染色)

图6-26　门脉性肝硬化

三、病理临床联系

肝硬化时，临床上主要出现一系列门脉高压症和肝功能障碍的表现。

（一）门脉高压症

肝硬化时导致门脉高压症的主要原因：①广泛增生的纤维组织压迫肝血窦和小叶下静脉，导致门静脉血液循环障碍和门静脉血液回流受阻；②肝内肝动脉小分支和门静脉小分支之间形成异常吻合。这两个原因，破坏和改建肝的血管系统，从而引起门静脉压力增高。主要临床表现为：

1. 慢性淤血性脾肿大　因门静脉压力升高，脾静脉回流受阻所致，常引起贫血，出血倾向及白细胞减少等脾功能亢进的表现。

2. 腹水　为淡黄色透明的漏出液。形成原因：①门静脉压力增大使门静脉系统的毛细血管内流体静压升高，管壁通透性增大导致漏出；②肝合成蛋白功能降低尤其是血浆白蛋白合成减少，加之消化不良引起低蛋白血症，导致血浆胶体渗透压降低造成漏出；③肝脏对醛固酮和抗利尿激素灭活减少，引起钠、水潴留而促使腹水形成。

3. 侧支循环形成　正常时腹腔脏器的静脉血液回流至门静脉，再回流至肝静脉，后回流入下腔静脉。门静脉压力增高时，腹腔脏器的静脉血液部分经门静脉与腔静脉之间开放的侧支循环绕肝脏回流到体静脉，后至右心。主要的侧支循环开放回流途径有（图6-27）：①门静脉血液经胃冠状静脉—食管静脉丛—奇静脉，入上腔静脉。常引起胃底和食管下段静脉丛曲张，当发生腹压升高或受粗糙食物磨碰时，可导致其破裂引起致命性大出血，是肝硬化死亡的常见原因之一；②门静脉血液经肠系膜下静脉—直肠静脉丛—髂内静脉，入下腔静脉，引起直肠静脉丛曲张，形成痔核，破裂出现便血；③门静脉血液经脐静脉—脐周静脉丛，上经胸腹壁静脉入上腔静脉，下经腹壁下静脉入下腔静脉，引起脐周浅静脉高度扩张，形成"海蛇头"现象。

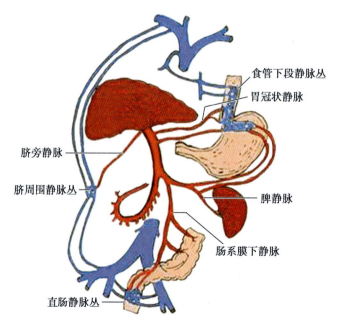

食管下段静脉丛
胃冠状静脉
脐旁静脉
脐周围静脉丛
脾静脉
肠系膜下静脉
直肠静脉丛

图6-27　门脉高压侧支循环模式图

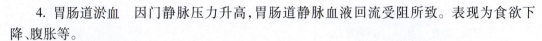

4. 胃肠道淤血　因门静脉压力升高,胃肠道静脉血液回流受阻所致。表现为食欲下降、腹胀等。

(二) 肝功能障碍

因肝细胞长期反复受损伤引起,主要表现为肝功能不全的症状和体征:

1. 蛋白质合成障碍　因肝细胞受损,合成白蛋白功能降低,使白蛋白减少,因免疫系统受刺激球蛋白合成增加,出现白/球下降或倒置。

2. 雌激素灭活减少　肝脏对雌激素灭活减少,血清中雌激素的增加,导致出现肝掌,蜘蛛痣,睾丸萎缩及男性乳腺发育、女性月经不调等。

3. 出血倾向　肝脏合成凝血因子减少、脾大、脾功能亢进及血小板破坏过多等,导致鼻易出血、牙龈出血和皮下瘀斑等。

4. 黄疸　主要与肝细胞坏死和毛细胆管淤胆有关。

5. 肝性脑病　与肝脏解毒功能下降有关,是肝硬化最严重的后果,是导致死亡的又一重要原因。

(陈永林)

第十节　原发性肾小球肾炎

 临床情景与学习导入

情景回放:

小宝,男性,5 岁,10 天前发生上呼吸道感染。近几日低热,头晕头痛,食欲不佳,眼睑和下肢浮肿,尿量减少,尿的颜色逐渐加深至洗肉水样。入院诊断为急性肾炎,治疗 2 周后,痊愈出院。

思考任务:

小宝疾病的诊断为急性肾炎,你知道他的肾发生了什么病变吗?

肾小球肾炎是指以肾小球损伤和改变为主的一组疾病。分为原发性肾小球肾炎,继发性肾小球肾炎和遗传性肾炎。原发性肾小球肾炎是指原发于肾脏以肾小球损伤和改变为主的独立性疾病;继发性肾小球肾炎是指其他疾病中引起肾小球的病变,是系统性疾病的组成部分;遗传性肾炎是指一组以肾小球改变为主的遗传性家族性疾病。本节主要介绍原发性肾小球肾炎。

肾脏是泌尿系统中最重要的脏器,肾脏的基本结构和功能单位为肾单位。肾单位由肾小球和肾小管构成。肾小球(图 6-28),由血管球和肾球囊构成。血管球由盘曲的毛细血管袢组成。肾球囊内层为脏层上皮细胞(足细胞),外层为壁层上皮细胞。肾小球毛细血管壁为滤过膜,由内皮细胞、基膜和脏层上皮细胞构成。毛细血管间为肾小球系膜,由系膜细胞和系膜基质组成,原发性肾小球肾炎时发生肾小球成分及结构的损害。

一、病因及发病机制

原发性肾小球肾炎的确切病因和发病机制尚未完全阐明,但已确定大部分原发性肾小

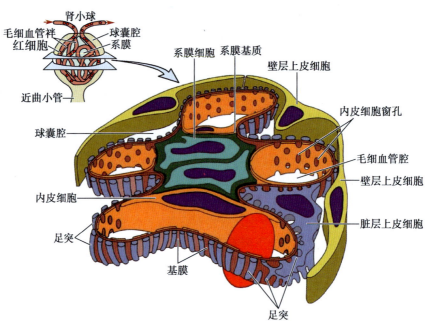

图 6-28　肾小球结构示意图

球肾炎由免疫机制引起。与肾小球肾炎有关的抗原有内源性和外源性两大类,发生抗原-抗体反应是引起肾小球损伤的主要原因。与损伤有关的机制主要是通过肾小球内原位免疫复合物形成和血液循环中的免疫复合物沉积在肾小球引起的。

二、基本病理变化

(一) 细胞增多

肾小球内细胞数目增多。可表现为系膜细胞和内皮细胞及壁层上皮细胞等增生。

(二) 基膜增厚

基膜增厚可以是基膜本身的增厚,也可以是免疫复合物沉积所致的增厚。

(三) 炎性渗出和坏死

急性肾炎的肾小球内可有中性粒细胞等炎细胞的浸润和纤维素渗出,毛细血管壁可发生纤维素样坏死,可伴有血栓形成。

(四) 玻璃样变和硬化

肾小球玻璃样变使毛细血管管腔狭窄甚至闭塞,肾小球固有细胞减少甚至消失,胶原纤维增加,最终导致整个肾小球硬化。肾小球玻璃样变和硬化是各种肾小球病变发展的最终结果。

(五) 肾小管和间质的改变

肾小管上皮细胞常发生变性,管腔内出现各种管型。肾间质可发生充血水肿和炎细胞浸润。肾小球玻璃样变和硬化时,所属肾小管萎缩或消失,间质纤维化。

三、临床表现

肾小球肾炎的临床表现包括尿量的变化,尿性状的改变,水肿和高血压。

（一）尿量的变化

表现为少尿，无尿，多尿或夜尿。少尿是指 24 小时尿量少于 400ml；无尿是指 24 小时尿量少于 100ml；多尿是指 24 小时尿量超过 2500ml。

（二）尿性状的改变

表现为血尿，蛋白尿和管型尿。血尿分为肉眼血尿和镜下血尿。蛋白尿是指每日尿中蛋白含量超过 150mg，超过 3.5g 为大量蛋白尿。管型尿是指尿中出现大量管型，管型是指由蛋白质，细胞或细胞碎片在肾小管内凝集形成。

（三）综合征

肾小球肾炎时，临床上常表现为具有结构和功能联系的症状组合，称为综合征（syndrome）。包括急性肾炎综合征、急进性肾炎综合征、肾病综合征和慢性肾炎综合征等。

1. 急性肾炎综合征　常表现为明显的血尿，轻至中度蛋白尿，常有水肿和高血压。严重者出现氮质血症，氮质血症是指肾小球病变使肾小球率过滤下降，血尿素氮和血浆肌酐水平增高。此综合征主要见于急性弥漫性增生性肾小球肾炎。

2. 急进性肾炎综合征　常表现为水肿，血尿和蛋白尿，迅速发展为少尿或无尿，伴氮质血症，并快速进展发生急性肾功能衰竭。主要见于急进性肾小球肾炎。

3. 肾病综合征　主要表现为：①大量蛋白尿；②明显水肿；③低蛋白血症；④高脂血症和脂尿。多种类型的肾小球肾炎均可出现肾病综合征。

4. 慢性肾炎综合征　主要表现为多尿，夜尿和低比重尿，高血压，贫血，氮质血症和尿毒症。见于各型肾炎的终末阶段。

四、常见病理类型

主要介绍三种常见的原发性肾小球肾炎。

（一）急性弥漫性增生性肾小球肾炎

急性弥漫性增生性肾小球肾炎（acute diffuse proliferative glomerulonephritis），临床上简称急性肾炎。本型肾炎主要由感染引起，A 族乙型溶血性链球菌为最常见的病原体，故又称感染后性肾小球肾炎。为临床常见的肾炎类型。多见于儿童，成人亦有发生。

1. 病理变化　肉眼观察：①双侧肾脏轻至中度肿大，被膜紧张，表面光滑，色较红，有的表面可见散在分布的粟粒大小出血点，故有大红肾或蚤咬肾之称（图 6-29）。②切面见肾皮质增厚。镜下观察：①肾小球的变化（图 6-29）：本型肾炎的病变特点是弥漫性毛细血管内皮细胞和系膜细胞增生。故见病变的肾小球体积增大，毛细血管管腔狭窄或闭塞。并有中性粒细胞和巨噬细胞浸润；②肾小管的变化：近曲小管上皮细胞变性，管腔内可见蛋白管型，红细胞管型，白细胞管型及颗粒管型；③肾间质的变化：充血水肿，并有少量炎细胞浸润。

2. 病理临床联系　主要表现为急性肾炎综合征。①尿的变化：血尿为常见症状，出现肉眼血尿或镜下血尿。可出现少尿，轻度蛋白尿，尿中可见各种管型。②水肿：出现较早，轻者为晨起眼睑水肿，重者发生全身性水肿。主要原因是肾小球滤过率降低引起钠、水潴留。超敏反应引起的毛细血管通透性增高可使水肿加重。③高血压：大部分病人出现轻至中度的高血压，原因可能是钠、水潴留，血容量增加。

3. 结局　本型预后大多良好，特别是儿童，有不到 1% 的转变为急进性肾小球肾炎，也有少数转为慢性肾炎。成人预后较差，转变为慢性肾炎的比例较高。

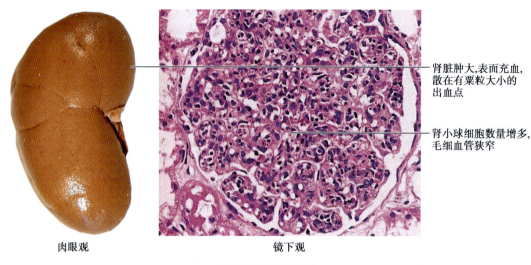

肉眼观　　　　　　　　　镜下观

肾脏肿大,表面充血,散在有粟粒大小的出血点

肾小球细胞数量增多,毛细血管狭窄

图 6-29　急性肾炎

（二）急进性肾小球肾炎

急进性肾小球肾炎(rapidly progressive glomerulonephritis, RPGN)起病急,进展快,病变严重,如不及时治疗,在数周至数月内死于急性肾功能衰竭,故又称为快速进行性肾小球肾炎。原发性急进性肾小球肾炎目前原因不明。

1. 病理变化　肉眼观察:①双肾体积增大,颜色苍白,皮质表面可有点状出血。②切面见肾皮质增厚。镜下观察:①肾小球的变化(图6-30):本型肾炎的病变特点是肾球囊壁层上皮细胞增生,新月体(crescent)形成,故又称新月体性肾小球肾炎。见多数肾小球球囊内有新月体形成,主要由增生的壁层上皮细胞和渗出的单核巨噬细胞构成,可有中性粒细胞和淋巴细胞浸润。新月体形成使肾小球球囊腔变窄或闭塞,并压迫毛细血管丛。②肾小管的变化:肾小管上皮细胞变性,部分肾小管上皮细胞萎缩甚至消失。③肾间质的变化:间质水肿,炎细胞浸润,后期发生纤维化。

2. 病理临床联系　主要表现为急进性肾炎综合征。①尿的变化:常表现为血尿,伴红细胞管型,中度蛋白尿;由于新月体形成和球囊腔阻塞,迅速出现少尿,无尿。②氮质血症。③有不同程度的水肿,高血压。④随病变进展,肾小球发生玻璃样变,肾单位功能丧失,最终

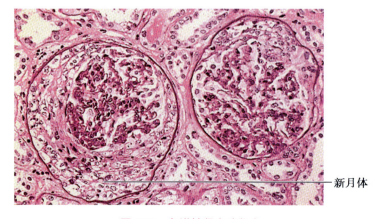

新月体

图 6-30　急进性肾小球肾炎

导致肾衰竭。

3. 结局 本型预后极差,如不及时治疗,病人常在数周至数月内死于急性肾衰竭。病人的预后与出现新月体的肾小球的比例有关。若能度过急性期,绝大部分转为慢性肾炎。

(三) 慢性肾小球肾炎

慢性肾小球肾炎(chronic glomerulonephritis)为不同类型肾小球肾炎发展的终末阶段。临床上亦有相当数量的慢性肾小球肾炎发病隐匿,没有明确的急性或其他类型肾炎的病史,发现时已进入慢性阶段。

1. 病理变化 肉眼观察:①双肾体积缩小,表面呈弥漫性细颗粒状,质地变硬,称为继发性颗粒性固缩肾(图6-31)。②切面见皮质变薄,皮髓质分界不清。镜下观察:①肾小球的变化(图6-31):本型肾炎的病变特点是大量肾小球发生纤维化,玻璃样变和硬化,又称慢性硬化性肾小球肾炎。见局部肾小球相互靠拢集中。病变轻的肾单位肾小球体积增大。②肾小管的变化:病变重的肾单位所属肾小管萎缩消失;病变轻的肾单位所属肾小管扩张,腔内出现各种管型。③肾间质的变化:间质纤维化,伴淋巴细胞,浆细胞浸润;间质内小动脉硬化,管壁增厚,管腔狭窄。

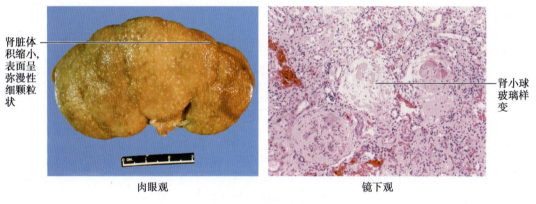

肾脏体积缩小,表面呈弥漫性细颗粒状

肾小球玻璃样变

肉眼观　　　　　　　　　　镜下观

图6-31 慢性肾小球肾炎

2. 病理临床联系 主要表现为慢性肾炎综合征。①尿的变化:出现多尿、夜尿及低比重尿。是由于大量肾单位受损,功能丧失,血液流经残留肾单位时速度加快,但肾小管重吸收功能有限,尿浓缩功能降低。②高血压:由于肾缺血,肾素分泌增多,导致高血压,高血压引起细小动脉硬化,肾缺血加重,肾素分泌进一步增加,加重高血压,出现恶性循环。③左心室肥大:因长期高血压引起,严重者出现心力衰竭。④贫血:主要由于肾组织破坏,促红细胞生成素分泌减少;此外,体内代谢产物堆积可破坏红细胞或抑制骨髓造血功能。⑤氮质血症和尿毒症:由大量肾单位受损使代谢产物不能及时排出导致。

3. 结局 本型预后极差,如不能及时有效地血液透析或肾移植,最终多因尿毒症或高血压引起的心力衰竭和脑出血而死亡。

知识拓展

肾 移 植

肾移植是治疗慢性肾功能衰竭及尿毒症的根本方法,但肾移植后病人要经历排斥反应、感染等威胁,长期存活率并不高。人类很早就对肾移植进行了尝试,1902年,奥地利维也纳医学院的医生Ullmann首次将狗的一个肾脏移植到病人的颈部,狗肾也排出少许尿液;1954年美国哈佛大学的外科医生Joseph E. Murray等首次成功完成同卵双生子间的肾移植手术,并因此获得1990年诺贝尔生物医学奖,开创了器官移植的新纪元。在我国,1960年吴阶平院士率先进行第一例人体肾移植。20世纪70年代肾移植在我国正式展开。至2009年10月,我国已累计开展器官移植超过10万例,成为仅次于美国的第二大器官移植大国。至2012年我国已累计开展肾移植超过6万例,仅2012年一年就开展了5800余例。

(王占欣)

第十一节 结 核 病

结核病(tuberculosis)是由结核杆菌(tubercle bacillus)引起的累及全身各组织、器官的一种慢性传染病。以肺结核最常见。临床上主要表现为午后低热,夜间盗汗,疲乏无力,食欲不振及进行性消瘦等。

 历史长廊

从1882年3月24日德国著名科学家罗伯特·科赫发现了结核分枝杆菌,到20世纪50年代链霉素等抗结核病药物问世,使结核病得到了有效的控制。近年来,全球结核病疫情回升,有近20亿人受到结核菌感染,其中5000万人感染了耐药菌株。全球现有结核病2000万人,每年约有900万新发病人。中国结核病患者人数位居世界第二位,仅次于印度。1993年世界卫生组织发出了《全球结核病紧急状态宣言》,1995年世界卫生组织(WHO)将每年的3月24日作为"世界防治结核病日",呼吁世界各国采取紧急行动,坚决遏制结核病的蔓延,1998年又重申遏制结核病的行动刻不容缓。目前对结核病的控制已成为全球性的公共卫生问题。

一、病因及发病机制

结核病的病原体是结核杆菌,引起人类结核病的主要致病菌是其人型和牛型。患者和带菌者是传染源。结核杆菌主要传播途径是呼吸道传染,少数经消化道感染或经皮肤伤口感染。

结核病的发生发展与感染的菌量及其毒力的大小和机体的免疫反应和变态反应的反应性有关。结核杆菌主要由菌体和细胞壁内的某些成分导致致病,引起的细胞免疫和Ⅳ型超敏反应是导致组织破坏和机体抵抗细菌并进行修复的基础。结核病时细胞免疫和Ⅳ型超敏反应常同时发生和相伴出现,贯穿于整个疾病过程,两者的此消彼长取决于结核杆菌的数量及毒力和机体的抵抗力,从而决定结核病的转归。

二、基本病理变化

结核病时,因进入机体的细菌数量及毒力,机体的反应性和累及的组织特性的不同,可呈现三种不同的病理变化(表6-3)。病变特征是形成和出现结核结节并伴有不同程度的干酪样坏死。

表6-3 结核病基本病变与机体反应性

病变	结核杆菌		机体状态		病理特征
	菌量	毒力	免疫力	变态反应	
渗出为主	多	强	低	较强	浆液性或浆液纤维素性炎症
增生为主	少	较低	较强	较弱	结核结节
坏死为主	多	强	低	强	干酪样坏死

(一) 以渗出为主的病变

在结核病早期或当机体抵抗力低下,菌量多,毒力强或变态反应较强时,主要表现为浆液或浆液纤维素性炎症。早期有中性粒细胞浸润,很快被巨噬细胞取代。在渗出液和巨噬细胞中可查见结核杆菌。这种病变好发于肺、浆膜、滑膜和脑膜等处。渗出物可完全吸收,也可转变为增生为主或坏死为主的病变。

(二) 以增生为主的病变

当细菌量较少,毒力较低或免疫反应较强时,主要发生以增生为主的变化,形成和出现结核结节(tubercle),是病理诊断结核病的依据。肉眼观察:单个结核结节肉眼不易看到,几个结节融合起来可见边界分明,粟粒大小,呈灰白色或浅黄色的病灶。镜下观察(图6-32):①结核结节是由大量上皮样细胞,一些朗汉斯巨细胞(Langhans giant cell)及外周的淋巴细胞和少量反应性增生的成纤维细胞构成。典型的结核结节中央有干酪样坏死。②上皮样细胞是由吞噬有结核杆菌的巨噬细胞转变而来,呈梭形或多角形,胞质丰富,细胞边界不清,核

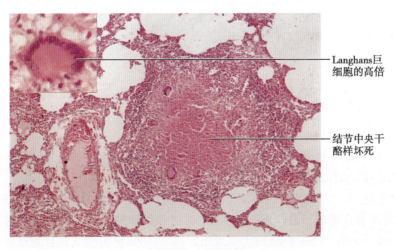

Langhans巨细胞的高倍

结节中央干酪样坏死

图6-32 结核结节

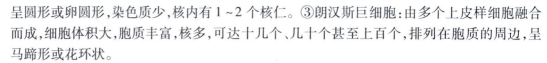

呈圆形或卵圆形,染色质少,核内有1~2个核仁。③朗汉斯巨细胞:由多个上皮样细胞融合而成,细胞体积大,胞质丰富,核多,可达十几个、几十个甚至上百个,排列在胞质的周边,呈马蹄形或花环状。

（三）以坏死为主的病变

当结核杆菌数量多,毒力强,机体抵抗力低或变态反应强烈时,以渗出为主或以增生为主的病变均可继发干酪样坏死。肉眼观察:坏死组织颗粒状,颜色略带浅黄,质地松软、细腻,状似干酪,故称干酪样坏死(图2-11)。镜下观察:为红染无结构的颗粒状物,坏死物中可有一定量的结核杆菌。干酪样坏死对于结核病病理诊断具有一定意义。

上述三种病变往往同时存在,且以其中一种病变为主,并在一定条件下可以相互转化。

三、转化规律

（一）转向愈合

1. 吸收、消散　为渗出性病变的主要愈合方式。渗出物经淋巴管或血管吸收,使病灶缩小或消散。X线检查:原来边缘模糊的云絮状阴影逐渐缩小或被分割成小片以致完全消失。临床上称吸收好转期。较小的结核结节或干酪样坏死灶,经积极治疗也可能吸收、消散或缩小。

2. 纤维化、纤维包裹及钙化　结核结节、小的干酪样坏死灶及未被吸收的渗出性病变可以通过纤维化形成瘢痕而愈合。较大的干酪样坏死灶,则发生周围纤维增生将其包裹,中心坏死部分发生钙化。钙化灶内仍残存少量结核杆菌,可成为以后结核病恶化进展的原因。X线检查:纤维化病灶呈边缘清楚,密度增高的条索状阴影;钙化灶为密度极高,境界清晰的阴影。临床上称硬结钙化期。

（二）转向恶化

1. 浸润进展　疾病恶化时,病灶周围出现渗出性病变,进而形成干酪样坏死,病变逐渐扩大。X线检查:病灶周围出现模糊的絮状阴影。临床上称浸润进展期。

2. 溶解播散　疾病恶化时,可发生干酪样坏死物溶解液化。液化坏死物可经体内自然管道(支气管、输尿管等)排出,局部形成空洞。空洞内液化的干酪样坏死物中含大量结核杆菌,可经自然管道播散到其他部位,形成新的结核病灶。X线检查:病灶阴影密度深浅不一,出现透亮区及大小不等的新病灶阴影。临床上称溶解播散期。此外结核杆菌还可经淋巴道,血道播散至全身。

四、肺结核病

肺结核病是结核病中最常见的,其根据初次感染和再次感染结核杆菌时机体反应性的不同,导致引起的肺部病变的发生发展不同,分为原发性和继发性肺结核病两大类。

（一）原发性肺结核病

原发性肺结核病是指机体第一次感染结核杆菌引起的肺结核病。多见于儿童,又称儿童型肺结核病。临床上多数无明显的表现。

1. 病理变化　因初次感染,机体缺乏特殊免疫力,使得结核杆菌易于经过淋巴道播散,故病变特征是形成和出现肺内原发灶,结核性淋巴管炎和肺门淋巴结结核三者组成的原发综合征(primary complex)(图6-33):①原发病灶:是指结核杆菌经支气管到达肺组织最先引起的病变。多位于通气较好的肺上叶下部或下叶上部靠近胸膜处,通常有一个,灰白色,直

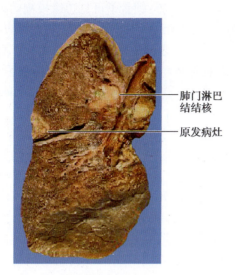

肺门淋巴
结结核

原发病灶

图 6-33 原发性肺结核病（原发综合征）

径 1～1.5cm，早期为渗出性病变，继之病灶中央发生干酪样坏死，周围形成结核结节。②结核性淋巴管炎：结核杆菌游离或被巨噬细胞吞噬，很快侵入局部淋巴管，引起结核性淋巴管炎。③肺门淋巴结结核：结核杆菌循淋巴液引流到达肺门淋巴结，引起肺门淋巴结结核，表现为淋巴结肿大和干酪样坏死。X 线检查见原发灶和肺门淋巴结阴影，并由淋巴管炎的较模糊的条索状阴影相连，呈哑铃状阴影。

2. 转归 绝大多数约 95% 左右可随机体对结核杆菌免疫力的增强，通过完全吸收，纤维化、纤维包裹或钙化等方式自然愈合。少数因营养不良或同时患其他传染病，发生病情恶化，病灶不断扩大，甚至发生淋巴道，血道或支气管播散。

（二）继发性肺结核病

继发性肺结核病是指机体再次感染结核杆菌引起的肺结核病。多见于成人，又称成人型肺结核病。再次感染的感染源有两种，一是外源性再感染；二是内源性再感染，即结核杆菌来自体内原有的结核病灶。多由内源性感染引起。

再次感染结核杆菌时，因机体已有一定的特殊免疫力，所以临床上继发性肺结核病的特征是：①病变常从肺尖开始；②病变一般局限在肺内，很少发生淋巴道或血道播散，多沿支气管播散；③病程长，病情时好时坏；④特征是病变复杂，常出现新旧病灶并存。原发性肺结核病与继发性肺结核病的特征比较，见表 6-4。

表 6-4 原发性与继发性肺结核病的特征

	原发性肺结核病	继发性肺结核病
结核杆菌感染	初次	再次
发病人群	儿童多见	成人多见
特殊免疫力	无	有
病变特征	原发综合征	病变复杂多样，新旧病灶并存
病灶起始部位	上叶下部或下叶上部近胸膜处	肺尖部
病程	短，大多自愈	长，波动性，需治疗
播散方式	淋巴道、血道	支气管

继发性肺结核病根据病变特点和临床经过可分为以下几种类型：

1. 局灶型肺结核 是继发性肺结核病的早期病变，属非活动性结核病。常无自觉症状，多体检时发现。X 线检查：肺尖部有单个或多个境界清楚的结节状病灶，直径 0.5～1cm。镜下观察：病变以增生为主，中央为干酪样坏死。结局：多数可自愈，少数当免疫力低下时，可发展成浸润型肺结核。

2. 浸润型肺结核 是临床上最常见的活动性继发性肺结核，多由局灶型肺结核发展而来。临床上常有低热,盗汗,疲乏,咳嗽及咯血等症状。X线检查:锁骨下可见边缘模糊的云絮状阴影。镜下观察:病变以渗出为主,中央有干酪样坏死。结局:①若早期合理治疗,渗出性病变可吸收;增生及坏死性病变通过纤维化、钙化愈合。②若病变继续发展,干酪样坏死病灶扩大(浸润进展),坏死物液化后经支气管排出,局部形成急性空洞。急性空洞一般经过适当治疗,肉芽组织增生洞腔缩小,闭合,或空洞塌陷,最后形成瘢痕组织或条索状瘢痕而愈合。③洞壁坏死层内含有的结核杆菌可沿着支气管播散,引起干酪样肺炎(溶解播散)。④若急性空洞经久不愈,可发展为慢性纤维空洞型肺结核。

3. 慢性纤维空洞型肺结核 为成人慢性肺结核病的常见类型,也是继发性肺结核病发展的晚期类型。多在浸润型肺结核急性空洞的基础上发生而来。病变特点:①肺内有一个或多个厚壁空洞。多位于肺上叶,大小不等,形状不规则。壁厚可达1cm以上(图6-34)。②镜下观洞壁分三层:内层为含大量结核杆菌的干酪样坏死物;中层为结核性肉芽组织;外层为纤维结缔组织。③同侧或对侧肺组织内,由于干酪样坏死物不断通过支气管播散,形成多个新旧不一,大小不等,病变类型不同的病灶。④病情严重的肺组织大量破坏,广泛纤维组织增生,肺缩小,变形,变硬,胸膜广泛增厚,胸壁粘连,形成结核性肺硬化。

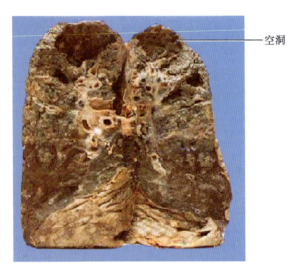

空洞

图6-34 慢性纤维空洞型肺结核

结局:①空洞与支气管相通,成为结核病的传染源,故此型又称为开放性肺结核。②若空洞壁的干酪样坏死物侵蚀较大血管,可引起大咯血,甚至窒息死亡。③空洞突破胸膜可引起气胸或脓气胸。④后期由于肺循环阻力增加,肺动脉高压引起慢性肺源性心脏病。⑤临床上经过积极恰当治疗及增加机体抵抗力,较小的空洞一般可机化,收缩而闭塞。较大的空洞,洞壁坏死组织脱落,肉芽组织逐渐机化变成瘢痕组织,由支气管上皮覆盖,此时空洞虽存在,但已无菌,实际上已愈合,称为开放性愈合。

4. 干酪性肺炎 多由浸润型肺结核恶化进展而来,也可由急、慢性空洞内的结核杆菌经支气管播散所致。临床上起病急,病情危重,中毒症状明显,病死率高,故有“百日痨”或“奔马痨”之称。肉眼观察(图6-35):肺叶肿大实变,切面黄色干酪样,可见坏死物液化排出后形成的急性空洞。镜下观察:肺内广泛的干酪样坏死,周围肺泡腔内有大量浆液纤维素性

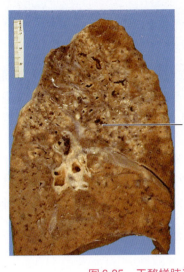

肺叶肿大实变,切面
黄色干酪样,坏死物
排出后残留空洞

图 6-35 干酪样肺炎

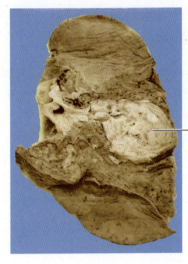

纤维包裹的
境界分明的
结核球

图 6-36 肺结核球

渗出物,内含以巨噬细胞为主的炎性细胞。

5. 结核球 又称结核瘤(tuberculoma),是指孤立的有纤维包裹的境界分明的球形干酪样坏死灶,直径约 2~5cm(图 6-36)。多为单个,常位于肺上叶。病变相对静止,可保持多年无进展,临床上多无症状。X 线检查需与肺癌鉴别。结核球因有纤维包裹,抗结核药物不易发挥作用,且有恶化进展的可能,临床上多采用手术切除治疗。

6. 结核性胸膜炎 根据病变性质分为干性和湿性两种,其中以湿性多见。

湿性结核性胸膜炎又称渗出性结核性胸膜炎,多见于年轻人。病变主要表现为浆液纤维素性炎。经适当治疗渗出物可吸收,如渗出物中纤维素较多,可发生机化而使胸膜增厚和粘连。干性结核性胸膜炎又称增殖性结核性胸膜炎,是肺结核病灶直接蔓延至胸膜所致。病变多局限,以增生为主。一般通过纤维化而愈合。

(陈桂军)

第十二节 细菌性痢疾

 临床情景与学习导入

情景回放:

小吴,男,22 岁,暑假时,与朋友去海边游泳,中午在海边的餐馆用餐,吃了一些不太新鲜的螃蟹,因天气炎热,还喝了大量的冷饮。当天晚上开始腹痛、腹泻,水样便,10 余次,后转为黏液脓血便,大便有排不尽的坠胀感觉。医院化验粪便,痢疾杆菌阳性。

思考任务:

小吴的粪便化验痢疾杆菌阳性,你知道引起的是什么病变吗?

细菌性痢疾(bacillary dysentery),简称菌痢,是指由痢疾杆菌引起的一种肠道传染病。多发于夏秋季,多为散发性,也可引起流行。儿童发病率高,其次为青壮年,老年人较少。临床上主要表现为腹痛,腹泻,里急后重和黏液脓血便。

一、病因及发病机制

细菌性痢疾的病原体是痢疾杆菌,为革兰阴性短杆菌,依据其抗原结构和生化反应不同分为四群,即痢疾志贺菌、福氏志贺菌、鲍氏志贺菌和宋内志贺菌。四种均能产生内毒素,志贺菌还可产生强烈外毒素。患者和带菌者是传染源。痢疾杆菌的传播途径是粪口传播。食物和饮水的污染有时可引起菌痢的暴发流行。

痢疾杆菌经口入胃时大部分被胃酸杀死,仅少部分进入肠道。若机体抵抗力降低,暴饮暴食,过度疲劳或有消化道疾病时等,进入肠道的痢疾杆菌可侵入肠黏膜上皮细胞,并在其中繁殖,继而侵入黏膜固有层进一步繁殖并释放毒素,引起肠壁黏膜炎症反应和全身中毒症状。

二、病理变化及病理临床联系

细菌性痢疾的病变主要发生于大肠,尤以乙状结肠和直肠为重。病变特征是大量纤维素渗出形成假膜,即细菌性痢疾的病理变化本质是假膜性炎。根据肠道病变特征及临床经过分为三种类型。

(一) 急性细菌性痢疾

1. 病理变化 典型病变过程为:①急性卡他性炎:早期黏液分泌亢进,黏膜充血水肿,中性粒细胞和巨噬细胞浸润,可见点状出血。②特征性假膜性炎和溃疡形成(图6-37):病变进一步发展黏膜浅表坏死,大量纤维素渗出。大量渗出的纤维素与坏死组织,炎细胞和红细胞及细菌一起形成特征性的假膜。假膜呈灰白色,糠皮状。大约1周左右,假膜开始脱落,形成大小不等,形状不规则的"地图状"溃疡。③愈合:肠黏膜渗出物和坏死组织逐渐被吸收,排出,溃疡由周围健康组织再生修复愈合。

2. 病理临床联系 主要表现:①阵发性腹痛和腹泻:因病变肠管蠕动亢进并痉挛引起。

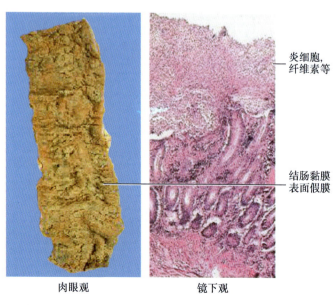

肉眼观　　　　　　　　镜下观

炎细胞,
纤维素等

结肠黏膜
表面假膜

图6-37　急性细菌性痢疾

②里急后重：大便排不尽的坠胀感和排便次数增多，因炎症刺激直肠壁内神经末梢和肛门括约肌引起。初期为急性卡他性炎症，排水样便和黏液便，继而假膜溶解、脱落及小血管损伤，转为黏液脓血便。③由于毒血症，可出现发热，乏力，食欲减退等全身中毒症状。结局：病程一般1~2周，经适当治疗大多数痊愈，少数可转为慢性。

（二）慢性细菌性痢疾

病程超过2个月以上时为慢性菌痢，多由急性菌痢转变而来。

1. 病理变化　①肠道新旧病灶同时存在：因原有溃疡尚未愈合，新的溃疡又形成。②黏膜过度增生形成息肉：由于肠壁的损伤与修复反复进行引起。③肠壁不规则增厚，变硬，甚出现肠腔狭窄：因肠壁纤维组织增生，甚至瘢痕形成。

2. 病理临床联系　表现腹痛，腹胀，腹泻，常带有黏液或少量脓血。若炎症加剧，临床上表现为急性菌痢的症状。少数可无明显症状和体征，但大便痢疾杆菌培养持续阳性，成为慢性带菌者及传染源。

（三）中毒性细菌性痢疾

本病常由毒力较弱的福氏志贺菌或宋内志贺菌引起，多见于2~7岁儿童。特征是起病急骤，出现严重的全身中毒症状，但肠道病变和症状轻微，一般为卡他性炎，有时肠壁集合和孤立淋巴小结滤泡增生肿大。结局：为最严重的类型，常于发病数小时后因中毒性休克或呼吸衰竭而死亡。

（陈桂军）

 思考题

一、小明爷爷，72岁，高血压病史12年，血压最高170/95mmHg。5年前开始出现头痛，头晕，健忘等症状，服用降压药后上述症状缓解。2天前出现剧烈头痛，视物模糊，呕吐及左侧上、下肢瘫痪。入院检查：血压150/90mmHg，双下肢浮肿，颈静脉怒张、尿液化验检查见大量蛋白管型。

请问：

1. 小明爷爷高血压病的病程现为何阶段？请解释出现的临床表现的机制。

2. 对于护理而言，最重要的是注意防止发生什么问题？

二、病人，男性，清洁工，62岁，因心悸、气短、双下肢浮肿4天来院就诊。15年来，病人经常咳嗽、咳痰，尤以冬季为甚。近5年来，自觉心悸、气短，活动后加重，时而双下肢浮肿，但休息后缓解。4天前因受凉病情加重，出现腹胀，不能平卧。病人有吸烟史40年。体格检查：消瘦，有明显发绀。颈静脉怒张，桶状胸，双下肢凹陷性浮肿。

请问：

1. 病人所患何种疾病？诊断和依据分别是什么？

2. 分析病人所患疾病的病理变化演变过程并解释出现的临床表现。

三、小华妈妈，48岁，主因反复上腹部疼痛，反酸、嗳气、消化不良入院。入院后胃镜检查：见胃窦部小弯侧有一个溃疡病灶，直径为1.4cm。取活检组织四块送病理检查。病理检查诊断：胃窦部小弯侧溃疡病。

请问：

1. 分析病理医生在显微镜下看到的活检组织的形态学诊断依据。

2. 消化性溃疡病的并发症有哪些？

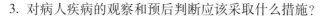

3. 对病人疾病的观察和预后判断应该采取什么措施?

四、病人,男,48岁,因间断性眼睑水肿3年,血压持续升高2年,多尿、夜尿2个月,尿量明显减少3天入院。自述10岁时曾患"肾炎",经住院治疗痊愈。体格检查:血压192/135mmHg。实验室检查:血红蛋白70g/L;尿蛋白(+++),颗粒管型(+);血非蛋白氮214mmol/L。入院后虽经积极抢救治疗,仍于第8天死亡。

尸检:两肾脏肉眼观察:体积明显缩小,表面呈细颗粒状,但无瘢痕;切面见肾实质变薄,皮髓质分界不清。镜下肾脏组织切片观察:见多数肾小球萎缩,纤维化,肾小管萎缩;间质纤维化伴淋巴细胞浸润;残留肾小球体积增大,肾小管扩张;间质小动脉壁硬化,管腔狭小。

请问:

1. 死者患何种疾病及诊断依据是什么?

2. 分析死者所患疾病的发生发展过程。

五、病人,男,24岁,偏瘦,在建筑工地做工,吃住在工地,食宿条件较差。最近常感乏力,体重明显减轻,发热,以午后为重,夜间盗汗,连续数周咳嗽、咳痰,偶见痰中带血,抗感冒治疗未见好转。测体温37.5℃,X线检查,右锁骨下区见一边缘模糊的斑片状阴影。结核菌素试验阳性,痰结核菌培养阳性。

请问:

1. 病人所患疾病的诊断及诊断依据是什么?

2. 所患疾病的基本病理变化与转归有哪些?

第七章　水、电解质代谢紊乱

人体的新陈代谢是在体液环境中进行的。体液是由水和溶解于其中的电解质,低分子有机化合物以及蛋白质等组成,广泛分布于细胞内外。分布于细胞内的液体是细胞内液(intracellular fluid,ICF),它的容量和成分与细胞的代谢和功能密切相关;浸润在细胞周围的是组织间液,其与血浆共同构成细胞外液(extracellular fluid,ECF)。成人体液总量占体重的60%左右,其中 ICF 约占40%,ECF 约占20%,ECF 中的血浆占5%,组织间液为15%。细胞外液构成人体的内环境。影响水和电解质代谢的因素很多,许多疾病或病理过程,外界环境的急剧变化以及某些医源性因素等,均可导致水和电解质代谢紊乱,从而破坏机体内环境的相对稳定,如不及时纠正,会引起机体一系列的功能代谢障碍,甚至危及生命,故水和电解质平衡在临床上具有十分重要的意义。

第一节　水、钠代谢紊乱

 临床情景与学习导入

情景回放:

小明的奶奶,今年60岁。患慢性支气管炎咳嗽咳痰30余年,近5年来心悸气短,活动后加剧;近1个月来出现咳嗽,呼吸困难,夜间不能平卧,双下肢水肿。查体:神清,发绀,颈静脉怒张,双肺可闻及少量干湿性啰音,心率120次/分,律齐。

思考任务：

根据所学的知识，你知道小明奶奶的"慢性支气管炎"是发生了什么继发问题？知道为何会双下肢水肿吗？

水、钠代谢紊乱往往同时或相继出现，并且相互影响，关系密切。根据体液容量和渗透压的改变，可分为脱水，水肿和水中毒。本节介绍脱水和水肿。

一、脱水

脱水（dehydration）是指人体由于饮水不足或病变消耗大量水分，未能即时补充，引起细胞外液减少而发生的新陈代谢障碍的一组临床症候群。脱水不是一种疾病，是多种疾病的一种重要的病理过程。根据脱水时细胞外液渗透压的变化，将脱水分为高渗性脱水，低渗性脱水和等渗性脱水。

（一）高渗性脱水

高渗性脱水（hypertonic dehydration）是指失水多于失钠，血清钠浓度>150mmol/L，血浆渗透压>310mmol/L。又称低容量性高钠血症。

1. 原因和机制　主要见于水摄入不足或丧失多。

（1）水摄入不足：见于沙漠迷路或航海遇难等水源断绝；口腔、咽喉或食管疾病等不能饮水；脑外伤、脑血管意外等口渴中枢障碍，无口渴感造成摄水减少；长期禁食或不给婴幼儿喂水等。一日不饮水，经皮肤、呼吸道、消化道和肾脏丢失水约1200ml（约为体重的2%）；婴儿一日不饮水，失水可达体重的10%，临床上更应注意。

（2）水丢失过多：①经胃肠道丢失：严重呕吐、腹泻及消化道引流，丢失等渗或含钠量低的消化液。②经肾失水：尿崩症时排出大量低渗尿；使用大量脱水剂如甘露醇或高渗葡萄糖，以及昏迷病人鼻饲浓缩的高蛋白饮食，均因渗透性利尿作用而丢失大量水。③经皮肤失水：高热，大量出汗和甲状腺功能亢进时，可通过皮肤丢失大量低渗液。体温每升高1.5℃，皮肤不感性蒸发每天约增加500ml。④经呼吸道失水：哮喘持续状态，癔病和代谢性酸中毒等，因过度通气引起呼吸道黏膜不感性蒸发加强，且损失的都是不含任何电解质的水分。

2. 对机体的影响

（1）口渴：细胞外液渗透压升高，刺激下丘脑口渴中枢，产生口渴感，循环血量减少及因唾液分泌减少引起的口干舌燥，也可引起口渴。病人主动饮水，使血浆渗透压和血容量恢复。

（2）细胞外液减少，尿量减少：细胞外液渗透压升高，刺激下丘脑渗透压感受器，使抗利尿激素分泌增多，促进肾远曲小管和集合管重吸收水增多，尿量减少而尿比重增加。

（3）细胞内液向细胞外转移：细胞外液高渗，可使渗透压相对较低的细胞内液向细胞外转移，是机体自身帮助恢复循环血量的机制，但同时引起细胞脱水和皱缩。

（4）中枢神经功能障碍：细胞外液渗透压增高使脑细胞严重脱水时，可引起一系列中枢神经功能障碍。如头晕、烦躁、谵妄、肌肉抽搐、嗜睡、昏迷甚至死亡。脑细胞脱水使脑体积缩小，颅骨与脑皮质之间的血管张力增大，导致静脉破裂，因而可出现局部脑内出血和蛛网膜下腔出血。

（5）脱水热：严重脱水时，尤其是小儿，从皮肤蒸发的水分减少，散热受到影响，引起体温升高，称为脱水热。

（6）尿钠含量：早期或轻度脱水，尿钠浓度增高；在晚期或重症病例，尿钠浓度降低。前者由于经上述代偿使血容量减少不明显，肾血流量变化不大，故醛固酮分泌变化不明显，因水重吸收增加导致钠吸收增加而引起；后者因血容量减少导致醛固酮分泌增多，肾远曲小管和集合管重吸收钠和水增加，从而使尿钠浓度降低。

3. 防治的病理生理基础

（1）防治原发病，去除病因。

（2）补充水分：口服淡水或静脉滴入 5% ~ 10% 葡萄糖溶液。

（3）适当补钠：因有失钠，故还应补充一定量的含钠溶液，可给予生理盐水与 5% ~ 10% 葡萄糖混合液。

（二）低渗性脱水

低渗性脱水（hypotonic dehydration）是指失钠大于失水，血清钠浓度<130mmol/L，血浆渗透压<280mmol/L。又称低容量性低钠血症。

1. 原因和机制　主要见于体液大量丢失后处理措施不当，如只补水而未给电解质平衡液。

（1）经肾失钠：①长期使用呋塞米，利尿酸及噻嗪类等排钠性利尿剂；②肾上腺皮质功能不全，醛固酮分泌不足，肾小管重吸收钠减少；③肾小管酸中毒时及肾实质病变时，Na$^+$随尿液排出增加。

（2）消化液丢失：是最常见的原因。多因呕吐、腹泻或胃、肠吸引术丢失大量消化液，如仅给饮水或输入 5% 葡萄糖溶液。

（3）皮肤丢失体液：大量出汗或大面积烧伤等情况，只补水。

2. 对机体的影响

（1）细胞外液减少：因失钠大于失水，细胞外液呈低渗状态，水由细胞外液向渗透压较高的细胞内转移，使细胞外液进一步减少。

（2）休克：当细胞外液显著减少，易出现脉搏细速，心率加快，四肢厥冷，血压下降，尿量减少及血液浓缩等休克的表现。

（3）细胞内液变化：因水向细胞内转移，引起细胞内液渗透压降低而容量增加。严重者导致细胞水肿特别是脑水肿，引起脑疝和神经系统功能紊乱。

（4）尿变化：早期，细胞外液低渗，ADH 分泌减少，肾小管上皮细胞重吸收水减少，尿量增加，尿比重降低；严重时，因血容量不足，可刺激容量感受器使抗利尿激素分泌增多，肾重吸收水分增多，而使尿量减少，尿比重升高。

（5）尿钠含量：由于细胞外液低渗，引起醛固酮分泌增多，使得肾小管上皮细胞对钠重吸收增加，尿中钠减少。

（6）失水体征：组织间液明显减少，表现为皮肤弹性降低，面容憔悴，眼窝和婴儿囟门凹陷等。

3. 防治的病理生理基础

（1）防治原发病，去除病因。

（2）适当补充等渗或高渗盐水。

（3）如出现休克，按休克方式积极抢救。

（三）等渗性脱水

等渗性脱水（isotonic dehydration）是指水钠等比例丢失，血清钠浓度和血浆渗透压仍在正常范围内,即血钠在 130～150mmol/L 之间,血浆渗透压在 280～310mmol/L 之间。

1. 原因和机制

(1) 消化液丢失:严重呕吐,腹泻,小肠瘘及较长时间胃肠减压等。

(2) 血浆丢失:大面积烧伤或创伤等。

(3) 大量抽放胸水或腹水。

2. 对机体的影响 单纯的等渗性脱水临床上很少见。

(1) 等渗性脱水不进行处理:可通过皮肤不感性蒸发和呼吸等途径不断丢失水分,转变为高渗性脱水。表现为口渴、体温升高等。

(2) 等渗性脱水若处理不当:补给过多的低渗溶液则转变为低渗性脱水。表现为皮肤弹性下降,眼窝和婴儿囟门内陷,血压下降及休克。

二、水肿

过多的液体在组织间隙或体腔中积聚称为水肿(edema)。水肿不是一种疾病,是多种疾病的一种重要的病理过程。将积聚在体腔称为积水或积液,如腹腔积液、胸腔积水、心包积液等;将积聚在组织间隙称为组织水肿,如皮下水肿等。

水肿分类:①根据波及的范围分为全身性水肿和局部性水肿;②按发生的原因分为心源性水肿、肝性水肿、肾性水肿、炎性水肿、淋巴性水肿及营养不良性水肿等;③按发生的部位分为皮下水肿,肺水肿,脑水肿及喉头水肿等。

(一) 发生机制

正常时由于体内外液体交换和血管内外液体交换的平衡调节机制,机体的体液容量和组织液容量是相对恒定的,当这两个平衡发生调节失衡时,即可导致水肿的发生。

1. 血管内外液体交换平衡失调——组织液生成大于回流 正常情况下组织间液和血浆之间不断进行液体交换,组织液的生成与回流保持动态平衡(图7-1)。这种平衡有赖于有效流体静压,有效胶体渗透压和淋巴回流三种因素。在病理情况下,如果上述一个或多个因素发生问题,导致组织间液生成大于回流时,引起发生水肿。

(1) 毛细血管流体静压增高:毛细血管流体静压增高可导致有效流体静压增高,使有效滤过压增大,引起组织液生成增多,当超过淋巴回流的代偿能力时,便可引起水肿。毛细血管流体静压增高的原因主要是静脉回流受阻。充血性心力衰竭时静脉压升高可引起全身水肿;左心衰竭时肺毛细血管流体静压增高可引起肺水肿;肝硬化时门静脉压升高引起腹水;静脉受压或静脉血栓形成引起局部水肿;炎症时动脉充血,使毛细血管流体静压增高引起炎性水肿。

(2) 血浆胶体渗透压降低:血浆胶体渗透压的大小主要取决于血浆蛋白尤其是白蛋白的浓度。当血浆白蛋白减少时,血浆胶体渗透压下降,使有效滤过压增大,组织液生成增多,当超过淋巴回流的代偿能力时,可发生水肿。引起血浆白蛋白减少的原因有:①蛋白质摄入不足:见于禁食,胃肠消化吸收功能障碍的病人;②蛋白质合成障碍:见于肝硬化和严重的营养不良;③蛋白质丢失过多:见于肾病综合征病人大量的蛋白随尿排出;④蛋白质消耗增加:见于慢性消耗性疾病如结核病及恶性肿瘤等。

(3) 毛细血管壁通透性增加:正常时,毛细血管只允许微量的血浆蛋白滤出,因而血浆胶体渗透压远远大于组织液胶体渗透压。当毛细血管壁通透性增加时,血浆蛋白滤出增多,使血浆胶体渗透压降低而组织液胶体渗透压增高,导致组织液滤出增加而回流减少,发生水

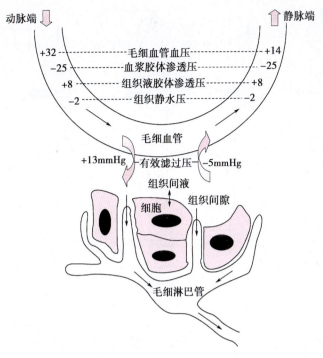

图 7-1 血管内外液体交换示意图

"→"代表体液流动方向

肿。常见于感染,烧伤,冻伤,化学伤及昆虫咬伤等各种炎症性疾病和缺氧及酸中毒等。

(4)淋巴回流受阻:正常情况下,淋巴回流不仅能把组织液及其所含蛋白回收到血液循环,而且在组织液生成增多时还能代偿回流,具有重要的抗水肿作用。淋巴回流受阻时,含蛋白的水肿液就可在组织间隙积聚,形成淋巴性水肿。常见的原因有:①恶性肿瘤细胞侵入并堵塞淋巴管,引起局部水肿;②丝虫病时主要的淋巴管道被成虫阻塞,引起下肢和阴囊的慢性水肿。

2. 体内外液体交换平衡失调——钠、水潴留 正常人钠、水的摄入量和排出量处于动态平衡状态,从而保持体液量的相对恒定。这种平衡的维持依赖排泄器官的正常结构和功能,以及体内的容量和渗透压调节。肾在调节钠、水平衡中起重要作用,主要通过肾小球滤过和肾小管重吸收的二者之间的动态平衡,即球-管平衡来实现的。如果某些因素导致球-管平衡发生问题,引起钠、水潴留,发生水肿(图7-2)。

(1)肾小球滤过率降低:①广泛的肾小球病变:如急性肾小球肾炎时,肾小球因内皮细胞肿胀增生和炎性渗出物堆积,导致肾小球滤过率降低;慢性肾小球肾炎时,因肾单位破坏,使肾小球滤过面积减少,肾小球滤过率降低。②有效循环血量明显减少:如充血性心力衰竭及肾病综合征等情况时,使肾血流量下降,通过交感-肾上腺髓质系统和肾素-血管紧张素-醛固酮系统兴奋,引起入球小动脉收缩,肾血流进一步减少,肾小球滤过率降低。

(2)近曲小管重吸收钠水增加:①肾小球滤过分数增加:肾小球滤过率与每分钟肾血浆流量之比称肾小球滤过分数,正常值约为19%。在生理情况下,约有20%的肾血浆流量经肾小球滤过。在心力衰竭及肾病综合征时,肾血流量随有效循环血量的减少而减少,儿茶酚胺和肾素-血管紧张素系统活性增强,可使肾出球小动脉比入球小动脉收缩更明显,肾小球

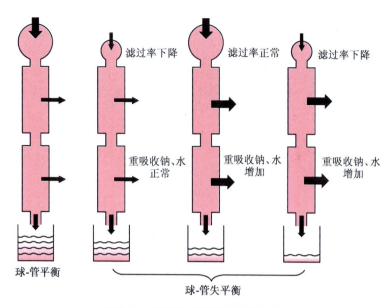

图7-2　球-管失平衡基本形式示意图

滤过率相对较高,肾小球滤过分数增加。因肾小球滤过率升高,通过肾小球后,流入肾小管周围毛细血管的血液中蛋白和血浆胶体渗透压也相应升高,使近曲肾小管重吸收钠水增多。②心房钠尿肽分泌减少:心房钠尿肽又称利钠激素,是由心房肌细胞合成并储存有很强的利钠利尿作用。其作用机制是:抑制近曲小管重吸收钠,并抑制醛固酮分泌。如有效循环血量明显减少时,心房的牵张感受器兴奋性降低,心房钠尿肽分泌减少,近曲小管对钠水的重吸收增加。

（3）远曲小管和集合管重吸收钠水增加:①醛固酮分泌增多或灭活减少,可促进远曲小管重吸收钠进而引起钠、水潴留。前者如充血性心力衰竭,肝硬化腹水及肾病综合征引起有效循环血量减少时,激活肾素-血管紧张素-醛固酮系统,使醛固酮分泌增加;后者如肝硬化肝功能障碍,对醛固酮灭活功能减弱。②抗利尿激素分泌增多,可促进远曲小管和集合管重吸收水、钠进而引起水、钠潴留。常见机制:有效循环血量减少时,左心房和胸腔大血管的容量感受器受刺激减弱,反射性引起抗利尿激素分泌增多;醛固酮增多时,促进了肾小管对钠的重吸收,使血浆晶体渗透压增高,刺激下丘脑渗透压感受器,反射性引起抗利尿激素分泌增多。

（二）水肿的病理变化

1. 水肿的器官和组织　体积增大,包膜紧张,功能下降。

2. 皮下水肿　是全身水肿或躯体局部水肿的重要体征。特点:皮肤肿胀,弹性差,皱纹变浅。多数用手指按压可有凹陷,称为凹陷性水肿;少数为非凹陷性水肿。

3. 全身性水肿　最常见的是心源性水肿、肾性水肿和肝性水肿。不同的水肿表现不一样。心源性水肿首先出现在身体的低垂部位;肾性水肿先表现为眼睑或颜面部水肿;肝性水肿则以腹水为多见。

（三）对机体的影响

水肿对机体的影响主要取决于水肿发生的部位、程度、发生速度和水肿持续的时间等。虽然炎性水肿液具有稀释毒素、运输抗体等功能,但重要器官的水肿可引起严重后果,如脑水肿可产生颅内高压甚至形成脑疝而死亡;肺水肿可引起呼吸困难及缺氧甚至呼吸衰竭;喉头水肿可造成窒息。而四肢和非重要部位的水肿对机体影响小,主要引起局部受压、血液循环障碍等,使之抵抗力下降,伤口不易愈合及易感染等。

第二节 钾代谢紊乱

正常成人体内钾总量为 50 ~ 55mmol/kg。血清钾浓度为 3.5 ~ 5.5mmol/L。钾的摄入和排出处于动态平衡,且保持血钾浓度在正常范围内。天然食物中含钾比较丰富,成人每天随饮食摄入 50 ~ 120mmol 钾。摄入的钾 90% 随尿排出,排出量与摄入量相关,多吃多排,少吃少排,但是不吃也排,肾的保钾能力不如保钠能力强;摄入的钾 10% 随粪便和汗液排出。如果机体不能维持钾的动态平衡,就会出现钾代谢紊乱,按血钾浓度的高低,分为低钾血症和高钾血症两类。

一、低钾血症

低钾血症(hypokalemia)是指血清钾浓度低于 3.5mmol/L。

(一) 原因和机制

1. 钾摄入不足 见于长期不能进食,如消化道梗阻,昏迷及手术后长期禁食者。

2. 钾丢失过多 是低钾血症最常见的原因。常见于:

(1) 经消化道失钾:严重的呕吐,腹泻,胃肠引流减压,肠瘘及滥用灌肠剂或缓泻剂。

(2) 经肾失钾:①应用排钾利尿剂,如噻嗪类、利尿酸及呋塞米等;②应用抑制近曲小管碳酸酐酶活性的利尿剂,如乙酰唑胺,使近曲小管 H^+-Na^+ 交换减少,远曲小管 K^+-Na^+ 交换增多,从而尿中排 K^+ 增多;③肾脏疾病,如急性肾衰竭多尿期、肾小管性酸中毒、失钾性肾病等,使肾排钾增多。

(3) 经皮肤失钾:大量出汗亦可引起低钾血症。

3. 细胞外钾向细胞内转移 细胞外钾向细胞内转移而引起低钾血症,但体内总钾量未变。主要见于:

(1) 碱中毒:细胞内 H^+ 与细胞外 K^+ 交换。

(2) 某些药物:如 β 受体激动剂肾上腺素及沙丁胺醇,糖尿病病人使用外源性胰岛素等。

(3) 某些毒物:如钡中毒,粗制棉籽油中毒,它们能引起钾通道阻滞,使 K^+ 外流受阻。

(4) 低钾血症型周期性瘫痪:是一种常染色体显性遗传病,发作时出现低钾血症和骨骼肌瘫痪。常在剧烈运动、应激、注射胰岛素或肾上腺素时发生。

(5) 甲状腺功能亢进:甲状腺素使 β 肾上腺素能受体活性增强,提高 Na^+-K^+-ATP 酶活性,促进细胞外 K^+ 向细胞内转移。

(二) 对机体的影响

低钾血症时,机体功能代谢变化因个体不同有很大差异,主要取决于血清钾浓度降低的速度和程度及伴随的缺钾严重程度,表现为膜电位异常引起的一系列障碍和细胞代谢障碍引发的损害及酸碱平衡异常。

1. 与膜电位异常相关的障碍 静息电位和动作电位都与钾平衡密切相关,低钾血症时的损害表现为对可兴奋组织的影响,主要是神经肌肉和心肌的影响。

(1) 对神经肌肉的影响:①急性低钾血症时,神经肌肉处于超极化阻滞状态,去极化发生障碍,兴奋性降低。轻症可无症状或仅觉倦怠和全身软弱无力;重症可发生弛缓性麻痹,以下肢肌肉最为明显,严重时可累及躯干,甚至发生呼吸肌麻痹,是低钾血症的主要死亡原因。②慢性低钾血症时,临床症状不明显。

(2) 对心脏的影响:低钾血症可引起心律失常,如房性或室性早搏、心动过速,严重者出现心室纤颤。引起的机制主要与低钾时引起心肌生理特性的改变有关,具体为①兴奋性增高;②传导性降低;③自律性增高;④收缩性改变,在轻度低钾时,收缩性增强,但严重或慢性低钾时,收缩性减弱。

2. 与细胞代谢障碍有关的损害 钾是细胞内主要的阳离子,与细胞代谢密切相关。当缺钾时,可引起细胞结构和功能的不同程度损害,典型的表现在骨骼肌和肾脏。

(1) 骨骼肌损害:钾对骨骼肌的血流量有调节作用。严重钾缺乏时,肌肉运动时不能从细胞释出足够的钾,导致发生缺血缺氧而引起肌痉挛、坏死和横纹肌溶解。

(2) 肾脏损害:长期或严重低钾血症,可导致肾小管上皮细胞变性坏死,表现为肾尿浓缩功能障碍,出现多尿。

3. 对酸碱平衡的影响 低钾血症可引起代谢性碱中毒,同时发生反常性酸性尿。机制为:①代谢性碱中毒:细胞外液 K^+ 浓度降低,细胞内液 K^+ 向细胞外转移,同时细胞外液的 H^+ 内移,引起细胞外液 H^+ 减少,发生代谢性碱中毒;②反常性酸性尿:肾小管上皮细胞内 K^+ 减少,造成肾小管 K^+-Na^+ 交换减少,而 H^+-Na^+ 交换增多,尿排 K^+ 减少,排 H^+ 增多,加重代谢性碱中毒,使尿液呈酸性。

(三) 防治的病理生理基础

1. 去除病因,积极治疗原发病。

2. 补钾 轻度低钾血症,首选口服补钾;重症低钾血症,经静脉滴注补钾。补钾注意事项:当每日尿量大于 500ml 时才可静脉补钾,每小时滴入量为 10~20mmol 为宜;每天滴入量不宜超过 120mmol;输入钾浓度不得超过 40mmol/L。

3. 密切观察病人的尿量、生命体征、神经肌肉的表现、心电图变化和血钾浓度。

二、高钾血症

高钾血症(hyperkalemia)是指血清钾浓度高于 5.5mmol/L。

(一) 原因和机制

1. 钾摄入过多 经静脉输入过多钾盐或输入大量库存血。

2. 肾排出减少 主要是肾脏排钾减少,是高钾血症的主要原因。可见于:

(1) 肾功能衰竭:急性肾衰竭少尿或无尿期,慢性肾衰竭末期,因肾小球滤过率降低或肾小管排钾功能障碍,导致血钾升高。

(2) 盐皮质激素缺乏:肾上腺皮质功能减退或某些肾小管疾病,如间质性肾炎、狼疮肾及肾移植,机体对醛固酮的反应低下。表现为远曲小管和集合管排钾障碍,导致血钾升高。

(3) 长期应用保钾利尿剂:如螺内酯和氨苯蝶啶等,具有对抗醛固酮保钠排钾的作用,故长期大量应用导致血钾升高。

3. 细胞内钾向细胞外转移 主要见于:①酸中毒;②高血糖合并胰岛素不足;③某些药物的使用,如 β 受体阻滞剂、洋地黄类药物等;④组织分解,如溶血和挤压综合征;⑤缺氧;⑥高钾血症型周期性麻痹,是一种少见的常染色体显性遗传病,发作时细胞内钾外移引起血钾升高。

（二）对机体的影响

高钾血症对机体的影响主要表现为膜电位异常引起的一系列障碍和酸碱平衡异常。

1. 与膜电位异常相关的障碍 高钾血症时的损害表现亦为对可兴奋组织的影响，主要是神经肌肉和心肌的影响。

（1）对神经肌肉的影响：①急性高钾血症：急性轻度高钾血症（血清 K^+ 浓度 5.5 ~ 7.0mmol/L）时，神经肌肉兴奋性增高，主要表现为感觉异常、疼痛等；急性重度高钾血症（血清 K^+ 浓度 7.0 ~ 9.0mmol/L）时，神经肌肉不能兴奋，可出现四肢软弱无力乃至发生弛缓性麻痹。②慢性高钾血症，对神经肌肉的影响不明显。

（2）对心脏的影响：高钾血症心脏主要危害是引起心室颤动和心脏停搏。引起的机制主要与高钾时引起心肌生理特性的改变有关，具体为①心肌兴奋性的影响：血钾迅速轻度升高时，兴奋性增高；当血钾浓度迅速显著升高时，兴奋性也将降低甚至消失；②传导性降低；③自律性降低；④收缩性减弱。

2. 对酸碱平衡的影响 高钾血症可引起代谢性酸中毒，同时发生反常性碱性尿。机制为：①代谢性酸中毒：细胞外液 K^+ 浓度升高，细胞外液 K^+ 向细胞内转移，同时细胞内液的 H^+ 外移，引起细胞外液 H^+ 增多，发生代谢性酸中毒；②反常性碱性尿：肾小管上皮细胞内 K^+ 增高，造成肾小管 K^+-Na^+ 交换增加，而 H^+-Na^+ 交换减少，尿排 K^+ 增加，排 H^+ 减少，加重代谢性酸中毒，使尿液呈碱性。

（三）防治的病理生理基础

1. 防治原发疾病。

2. 降低血钾量 胰岛素和葡萄糖同时静脉注射使钾向细胞内转移；口服或用阳离子交换树脂灌肠，经肠道排钾。

3. 注射钙剂和钠盐以改善心肌电生理。

（陈桂军）

 思考题

患儿，男，1岁。3天前开始发热、呕吐、腹泻。体温39℃，每日呕吐3~5次，大便10余次/日，为蛋花汤样黄色稀水便，无黏液及脓血。食欲差，2天来尿少，口渴多饮。入院查体：T 38.8℃，P 130次/分，R 32次/分，BP 80/50mmHg。急症病容，精神萎靡，烦躁，皮肤弹性差，前囟明显凹陷，肠鸣音存在。眼窝明显凹陷，哭无泪。肢端凉，呼吸急促，神经系统检查无异常。化验：血 Hb：110g/L，WBC：8.6×10⁹/L，血清 Na^+ 浓度110mmol/L，血清 K^+ 浓度3.0mmol/L。大便常规偶见 WBC。

请问：

1. 患儿的血 Na^+ 和血 K^+ 水平是否正常？

2. 对患儿的血 Na^+ 和血 K^+ 的诊断及依据是什么？

第八章 发　　热

临床情景与学习导入

情景回放:

5 岁男孩亮亮,出现发热,咳嗽 2 天。查体:体温 39.5℃,脉搏 100 次/分,精神萎靡,咽部充血,两肺呼吸音粗,可闻及少量湿啰音。临床诊断为支气管肺炎。给予抗生素输液治疗。治疗过程中,出现畏寒,发冷,烦躁不安,测量体温41.2℃,心律 120 次/分,并给予酒精擦浴,头部放置冰袋。次日,体温渐降,出汗较多,继续输液及抗生素治疗。3 天后,体温降至正常,6 天后痊愈出院。

思考任务:

1. 亮亮出现的畏寒,发冷,烦躁不安,出汗较多以及脉搏和心率的改变,你知道是如何引起的吗?
2. 采用酒精擦浴,头部放置冰袋的目的是什么呢?

一、概念

人具有完善的体温调节系统,以保证体温的相对稳定。正常成人体温维持在37℃左右,每昼夜波动范围不超过1℃。一般以体温升高超过正常值0.5℃,作为体温升高的判断标准。

发热(fever)是指机体在致热原的作用下,体温调节中枢的调定点上移而引起的调节性体温升高。应当注意的是,临床上见到的体温升高,不全是发热。当发生机体的体温调节障碍,如体温调节中枢损伤,或散热障碍,如环境高温所致的中暑,或产热器官功能异常,如甲状腺功能亢进,等等情况时,机体亦出现体温升高,此时是由于体温调节中枢不能将体温控制在与调定点相适应的水平上而引起的非调节性体温升高,称为过热(hyperthermia)。故发热是机体的体温调节功能正常,是一种主动性体温升高;过热是一种被动性体温升高。此外,某些生理情况也会出现体温升高,如剧烈运动,月经前期,心理应激等,这些属于生理性反应,称为生理性体温升高。体温升高类别见图8-1。

发热不是独立的疾病,了解疾病过程中发热的特点,对判断病情,评估疗效和估计预后,均有重要参考价值。

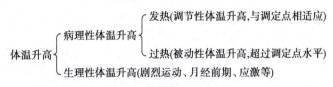

图8-1 体温升高的分类

二、原因

发热通常是由发热激活物作用于机体,激活产内生致热原细胞,使其产生和释放内生致热原,再经一些后续环节引起体温升高。

(一) 发热激活物

发热激活物(pyrogenic activator)是指能够激活体内产内生致热原细胞,使其产生和释放内生致热原的物质,其包括外致热原和某些体内产物。

1. 外致热原 是指来自体外的致热物质。主要包括病原体,如细菌、病毒、真菌、螺旋体、疟原虫等及其代谢产物。由各种病原微生物侵入机体引起的发热称为感染性发热,占所有发热的50% ~60% 。细菌感染引起的发热最常见,约占43% ,其中革兰氏阴性细菌的内毒素是最常见的外致热原,这种毒素耐热性高,一般方法难以灭活,是血液制品和输液过程中的主要污染物。

2. 体内产物 是指机体内产生的致热物质。包括抗原-抗体复合物,类固醇产物及体内大量破坏的组织等。由非生物病原体引起的发热称为非感染性发热。

发热激活物的分子量大,不能通过血-脑脊液屏障直接作用于体温调节中枢引起发热。

(二) 内生致热原

内生致热原(endogenous pyrogen,EP)是指在发热激活物作用下,由产内生致热原细胞产生和释放的能够引起体温升高的物质。体内能够产生和释放 EP 的细胞称为产 EP 细胞,包括单核细胞,巨噬细胞,内皮细胞,淋巴细胞,星状细胞以及肿瘤细胞等。这些细胞与发热激活物结合后被激活,细胞质内即合成 EP 并释放入血。产生的 EP 包括白细胞介素-1(IL-1),肿瘤坏死因子(TNF),干扰素(IFN)和白细胞介素-6(IL-6)等。

EP 分子量小,可以通过血-脑脊液屏障直接作用于体温调节中枢,引起体温的升高。

三、发生机制

发热的发生机制尚未完全阐明,目前认为引起发热包括致热原信息传入中枢,中枢调节-调定点上移和调温效应器反应三个基本环节(图8-2)。

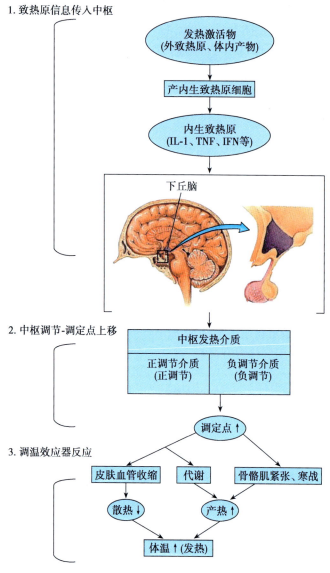

1. 致热原信息传入中枢

2. 中枢调节-调定点上移

3. 调温效应器反应

图 8-2 发热发生机制示意图

四、分期和特征

发热的临床经过,大致可分为体温上升期,高热持续期和体温下降期三个时相(图 8-3)。各期的热代谢特点和临床表现等特征(表 8-1)。

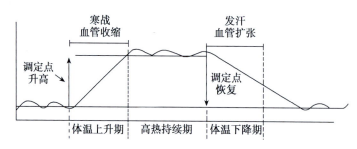

图 8-3 发热分期示意图

表8-1 发热的各期特征

	体温上升期	高热持续期	体温下降期
调定点变化	调定点上移	调定点保持在一定高度	调定点降至正常
热代谢特点	产热>散热	产热=散热	产热<散热
临床表现及机制	①皮肤苍白:皮肤血管收缩 ②畏寒:皮肤血流减少,皮肤温度降低 ③鸡皮疙瘩:交感神经兴奋,竖毛肌收缩 ④寒战:运动神经兴奋,骨骼肌不随意收缩	①肤色变红:皮肤血管扩张 ②自觉酷热:皮肤血流量增加,皮肤温度升高 ③口唇干燥:皮肤温度升高,皮肤水分的蒸发较多	大量出汗:皮肤血管进一步扩张,汗腺分泌增加,严重者可脱水

五、分型

（一）根据体温升高程度分型

1. 低热 38℃以下。

2. 中热 38.1~39℃。

3. 高热 39.1~41℃。

4. 极高热 41℃以上。

（二）根据热型分型

热型是指将发热病人体温单上的各体温数值点连接形成的曲线。

1. 稽留热 体温持续在39~40℃甚至更高水平,24小时内波动不超过1℃。常见于大叶性肺炎及伤寒等。

2. 弛张热 持续高热,24小时内波动超过1℃,可达2~3℃。见于风湿热,败血症及化脓性炎症等。

3. 间歇热 体温骤升至39℃以上,持续数小时后又迅速降至正常水平,每日或隔日反复一次。见于疟疾及急性肾盂肾炎等。

4. 回归热 又称波浪热。体温升至39℃以上,数天后逐渐降至正常,持续数日后又逐渐升高。见于布鲁菌病及回归热等。

5. 不规则热 发热持续时间不定,体温波动范围及热型曲线无规律。见于结核病及小叶性肺炎等。

六、机体代谢和功能变化

（一）物质代谢的变化

体温升高时物质代谢加快。一般认为,体温每升高1℃,基础代谢率会提高13%,所以,发热时物质消耗明显增加,如果持久发热而营养物质没有得到相应补充,就会消耗自身的物质,导致消瘦和体重下降。

1. 糖代谢 发热时由于产热的需要,能量消耗大大增加,因而对糖的需求增多,糖的分解代谢加强,糖原贮备减少,使血糖升高,甚至出现糖尿。由于氧供应相对不足,葡萄糖无氧酵解增强,产生大量乳酸。所以发热病人最容易出现代谢性酸中毒。

2. 脂肪代谢　发热时因能量消耗的需要,脂肪分解明显增加。由于糖原贮备不断减少,加上发热引起的食欲差及营养摄入不足,机体动员贮备的脂肪,使脂肪的分解代谢也增强。脂肪氧化不全,产生大量酮体,加重代谢性酸中毒,可出现酮血症甚至酮尿。

3. 蛋白质代谢　发热时,体内蛋白质的分解加强,可引起血浆蛋白含量减少,氮质血症及尿素排出增多等。此时如果不能及时补充足够的蛋白质,将产生负氮平衡,可出现机体抵抗力下降和组织修复能力减弱等表现。

4. 维生素代谢　长期发热时,由于糖、脂肪和蛋白质分解代谢增强,使各种维生素的消耗增多,加之食欲差,维生素摄入不足,因此容易发生维生素缺乏,特别是维生素 C 和维生素 B 族的缺乏,应注意及时补充。

5. 水、电解质代谢　在体温上升期,由于肾血流量减少,尿量减少,Na^+ 和 Cl^- 的排出减少。在高热持续期和体温下降期,因尿量恢复,皮肤和呼吸道水分蒸发的增加及大量出汗,水分大量丢失,严重者可引起脱水。因此,高热病人退热期应注意及时补充水和适量的电解质。

(二) 生理功能的变化

1. 中枢神经系统　发热使中枢神经系统兴奋性增高,常出现头痛、头晕等,高热时可出现烦躁、谵妄和幻觉。有些高热时发生中枢神经系统处于抑制状态的表现,出现表情淡漠,嗜睡等。小儿高热容易引起抽搐(热惊厥),可能与小儿中枢神经系统尚未发育成熟有关,反复惊厥可造成小儿脑损伤,发生智力损害甚至癫痫,因此小儿发热要严密观察。

2. 循环系统　发热时心率加快,体温每升高 1℃,心率约增加 18 次/分,儿童增加更快。一定限度内(<150 次/分)的心率加快可增加心输出量,但如果心率过快,心脏因负荷增加,心输出量反而下降。因此,发热时应安静休息,减少体力劳动和情绪激动,以避免诱发心衰。体温上升期,因心率加快和皮肤黏膜血管收缩,此期血压可略升高;高热持续期和体温下降期,由于外周血管舒张和大量出汗,血压可略下降,少数情况可因大量出汗而致虚脱,甚至循环衰竭,应及时预防。

3. 呼吸系统　发热时血液温度的升高可兴奋呼吸中枢并提高呼吸中枢对 CO_2 的敏感性,促使呼吸加快加深,从而有更多的热量从呼吸道散发,并促进 O_2 的供应。但持续高热可使呼吸中枢抑制,致使呼吸变浅变慢,甚至引起呼吸节律的紊乱。

4. 消化系统　发热时交感神经兴奋性增强以及水分蒸发较多,消化液分泌减少,消化酶活性减低,胃肠蠕动减慢,因而产生食欲减退,口干舌燥,消化不良,腹胀及便秘等。

5. 泌尿系统　体温上升期由于肾血管收缩,尿量减少,尿比重增高;高热持续期,可因肾小管上皮细胞损伤出现轻度蛋白尿和管型尿;体温下降期由于肾血管扩张,尿量增加,尿比重逐渐降至正常。

七、防治的病理生理基础

(一) 治疗原发病

积极查明病因,针对原发病进行治疗,如抗感染、抗过敏等。

(二) 一般性发热的处理

发热能增强机体防御功能,也是疾病的信号。对于体温在 40℃ 以下,又不伴有其他严重疾病的病人,可不急于解热,以免掩盖病情。主要应以补充足够的营养物质,维生素和水为主。

（三）必须及时解热的发热

高热（>40℃），小儿及心脏病患者如有发热应及时解热。此外，发热对妊娠早期妇女有致畸胎危险，在妊娠中晚期，发热容易诱发心力衰竭，因此妊娠期妇女也应及时解热。

（四）选择适宜的退热措施

1. 药物解热　常用的有布洛芬、对乙酰氨基酚等解热镇痛药，糖皮质激素等类固醇解热药及柴胡、清开灵等清热解毒中草药。

2. 物理降温　用冰帽或冰袋冷敷头部；在四肢大血管处用酒精擦浴等。

生活中的病理知识

小儿迅速退热的擦浴方法

擦浴可以起到迅速退热的作用，小儿擦浴应使用35%～45%的酒精或温水，主要是在大血管分布的地方，如前额、颈部、腋窝、腹股沟及大腿根部，这样能达到降温的效果。应注意避免用冷水或高浓度的酒精，因为当孩子发热时，皮肤的血管扩张，体温与冷水的温差较大，直接用冷水擦浴会引起小儿的血管强烈收缩，引起小儿畏寒、浑身发抖等不适症状，甚至加重小儿的缺氧出现低氧血症；若直接用95%浓度的酒精擦浴，不但不能起到退热作用，而且有可能造成小儿皮肤脱水，加重病情。

（李　萌）

思考题

患者，女性，29岁，孕31周。咳嗽、咳痰1天伴发热2小时。查体：体温39℃，心率120次/分，曾有心肌炎病史，胸片示左肺下叶片状致密阴影。诊断为妊娠晚期合并大叶性肺炎入院。

请问：

1. 该病人可采取哪些解热措施？
2. 如未及时进行退热处理，该病人可能出现的严重后果？
3. 发热必须及时处理的情况有哪些？

第九章 缺 氧

学习目标

1. 培养积极对待和正确认识疾病时缺氧的意识;具有科学处理相关疾病问题的认知能力。
2. 掌握缺氧及各类型缺氧的概念。
3. 熟悉常用的血氧指标及意义;各类型缺氧的原因、血氧指标变化及病理临床联系;缺氧时机体代谢和功能变化。
4. 了解缺氧的防治病理生理基础。
5. 学会应用本章病理生理知识分析、解释相关的临床表现问题。

临床情景与学习导入

情景回放:

王大妈,53岁,家住平房,某夜家人外出未归,独自一人在家中生煤火取暖。晨起感到头痛,头晕,视物模糊而摔倒。邻居串门时发现王大妈口唇颜色鲜红,呼叫不应,急忙拨打120,后送至医院。王大妈平素身体健康,无重要器官疾病。

思考任务:

王大妈出现的头痛,头晕,视物模糊,口唇颜色鲜红及呼叫不应,你知道如何引起的吗?

一、概念

氧是人体生命活动所必需的物质。正常成人静息时的耗氧量为250ml/min,而体内储存的氧量仅1500ml。一旦呼吸及心跳停止,数分钟内就可能因缺氧而死亡。缺氧(hypoxia)是指组织氧供减少或利用氧障碍,导致组织代谢和功能甚至形态结构发生异常变化的病理过程。

缺氧是多种疾病共有的病理过程,也是高原,高空或坑道等特殊环境中存在的现象,是许多疾病引起死亡的最重要原因。

二、常用的血氧指标及其意义

氧在体内主要经血液携带运输,临床上可通过血气分析测定血氧指标,反映组织的供氧和用氧情况。

$$组织供氧量=动脉血氧含量×组织血流量$$
$$组织耗氧量=（动脉血氧含量-静脉血氧含量）×组织血流量$$

常用的血氧指标有血氧分压,血氧容量,血氧含量及血氧饱和度。

（一）血氧分压

血氧分压（partial pressure of oxygen,PO_2）是指物理溶解于血液中的氧产生的张力。动脉血氧分压（PaO_2）正常约为100mmHg,静脉血氧分压（PvO_2）正常约为40mmHg。意义: PaO_2高低主要取决于吸入气体的氧分压和外呼吸功能; PvO_2变化反映组织摄取和利用氧的状态。

（二）血氧容量

血氧容量（oxygen binding capacity,CO_2max）是指在氧分压为150mmHg,温度为38℃时, 100ml血液中的血红蛋白（Hb）充分氧合后的最大携氧量。正常成人CO_2max为20ml/dl。意义:CO_2max取决于血液中血红蛋白的质和量;其大小反映血液携带氧的能力。

（三）血氧含量

血氧含量（oxygen content,CO_2）是指100ml血液中实际的携氧量。正常时,动脉血氧含量（CaO_2）约为19ml/dl;静脉血氧含量（CvO_2）约为14ml/dl,动-静脉氧含量差（CaO_2-CvO_2）约为5ml/dl,意义:CO_2主要取决于PO_2和CO_2max;CaO_2-CvO_2反映组织的摄氧能力。

（四）血红蛋白氧饱和度

血红蛋白氧饱和度（oxygen saturation of hemoglobin,SO_2）,简称血氧饱和度,是指血液中氧合血红蛋白占总血红蛋白的百分数。SO_2约等于CO_2与CO_2max的比值。正常动脉血氧饱和度（SaO_2）为95%~98%,静脉血氧饱和度（SvO_2）为70%~75%。意义:SO_2的大小主要取决于PO_2。

知识拓展

脉搏血氧饱和度（SpO_2）

SpO_2测定是将脉搏血氧饱和度仪（POM）的探头指套固定在指端甲床,对每次随心脏搏动进入手指及其他血管丰富组织内的搏动性血液里的血红蛋白进行光学和容积测定。依据氧合血红蛋白与无氧血红蛋白吸收光谱的不同,测定通过组织床的光传导强度,来计算血红蛋白浓度及血氧饱和度,可在一定程度上反映动脉血氧的变化。一般认为SpO_2正常值应不低于94%,SpO_2小于90%定为低氧血症。由于SpO_2测定避免了反复采血,且可实现连续性实时监测,故在临床上被广泛用于血氧监护。

三、类型

外界氧通过呼吸进入肺泡,弥散入血,再与血红蛋白结合,由血液携带输送到全身,最后被组织及细胞摄取利用,其中任何一个环节发生障碍都能引起缺氧。根据缺氧的原因和血氧变化的特点,缺氧分为四种类型（图9-1）。

（一）低张性缺氧

低张性缺氧（hypotonic hypoxia）指以动脉血氧分压降低,血氧含量减少为基本特征的缺

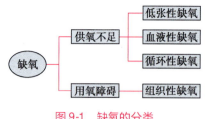

图9-1　缺氧的分类

氧,又称为乏氧性缺氧(hypoxic hypoxia)。

1. 原因

（1）吸入气氧分压过低:多发生于海拔3000m以上的高原,高空或通风不良的矿井和坑道,或吸入低氧混合气体等。

（2）外呼吸功能障碍:由肺通气功能障碍或肺换气功能障碍所致。又称为呼吸性缺氧。

（3）静脉血分流入动脉:多见于先天性心脏病,如室间隔缺损或房间隔缺损伴有肺动脉狭窄或肺动脉高压时。

2. 血氧指标变化　低张性缺氧发生的关键是进入血液的氧减少或动脉血被静脉血稀释,其血氧指标变化见表9-1。

表9-1　低张性缺氧的血氧指标变化

血氧指标	特点	机　　制
PaO_2	降低	进入血液的氧减少
$CO_2\,max$	正常	血液中血红蛋白质和量无明显变化
CaO_2	降低	血液中与血红蛋白结合的氧量减少
SaO_2	降低	动脉血氧分压降低
$CaO_2\text{-}CvO_2$	降低	血液向组织弥散的氧量减少

3. 病理临床联系　低张性缺氧时,动、静脉血中的氧合血红蛋白浓度降低,脱氧血红蛋白增多。当毛细血管血液中脱氧血红蛋白浓度达到或超过5g/dl时(正常值约为2.6g/dl),皮肤和黏膜呈青紫色,称为发绀(cyanosis)。发绀通常是缺氧的表现,但当血红蛋白过多或过少时,发绀与缺氧常不一致。如血液性缺氧可无发绀;而红细胞增多症出现发绀,但可能不缺氧。

（二）血液性缺氧

血液性缺氧(hemic hypoxia)是指由于血红蛋白含量减少或性质改变,使血液携带氧的能力降低或与血红蛋白结合的氧不易释出而引起的缺氧,这型缺氧的PaO_2正常,故又称为等张性缺氧。

1. 原因

（1）贫血:各种原因引起的严重贫血。

（2）一氧化碳中毒:一氧化碳(CO)与血红蛋白的亲和力是氧的210倍,当吸入气中有0.1%的一氧化碳时,约有50%的血红蛋白与一氧化碳结合形成碳氧血红蛋白(HbCO)而失去携氧能力。另外,一氧化碳还能抑制红细胞内糖酵解,使氧合血红蛋白中的氧不易释出,进一步加重组织缺氧。

（3）高铁血红蛋白血症:血红蛋白中的二价铁可被氧化剂氧化成三价铁,形成高铁血红蛋白。高铁血红蛋白中的三价铁因与羟基结合牢固,失去携带氧的能力,使组织缺氧。当食用大量含硝酸盐的腌菜后,硝酸盐经肠道细菌作用还原成亚硝酸盐,吸收入血后可使大量血红蛋白氧化成高铁血红蛋白,形成高铁血红蛋白血症,称为肠源性发绀。

（4）血红蛋白与氧的亲和力异常增高：血红蛋白与氧的亲和力增强，氧不易释放而使组织缺氧。如输入大量库存血或大量碱性液体时可引起组织缺氧。

2. 血氧指标变化 血液性缺氧发生的关键是血红蛋白质或量的改变。其血氧指标变化见表9-2。

表9-2 血液性缺氧的血氧指标变化

血氧指标	特点	机 制
PaO_2	正常	外呼吸功能正常，氧的摄入和弥散正常
$CO_2 max$	降低	血液中血红蛋白含量减少或性质改变
CaO_2	降低	同上
SaO_2	正常	动脉血氧分压正常
$CaO_2\text{-}CvO_2$	降低	血管-组织间的氧分压差减小，弥散到组织的氧量减少

3. 病理临床联系 血液性缺氧可无发绀。表现为严重贫血、面色苍白，即使合并低张性缺氧，其脱氧血红蛋白也不易达到5g/dl，故不会出现发绀；一氧化碳中毒患者皮肤、黏膜呈樱桃红色；高铁血红蛋白血症患者，皮肤和黏膜呈咖啡色或青石板色。

（三）循环性缺氧

循环性缺氧（circulatory hypoxia）是指因组织血流量减少引起组织供氧不足的缺氧，又称为低血流性缺氧或低动力性缺氧。其中，因动脉灌流不足引起的缺氧称为缺血性缺氧，因静脉回流障碍引起的缺氧称为淤血性缺氧。

1. 原因

（1）全身循环障碍：见于心力衰竭和休克。心力衰竭时因心输出量减少，向全身各组织器官运送的氧量减少，同时又因静脉回流受阻，引起组织淤血和缺氧。

（2）局部循环障碍：见于动脉硬化，血管炎，血栓形成和栓塞，血管痉挛或受压等。因血管局部受压或阻塞，引起局部组织缺血或淤血性缺氧。

2. 血氧指标变化 循环性缺氧发生的关键是组织血流量减少，其血氧指标变化见表9-3。

表9-3 循环性缺氧的血氧指标变化

血氧指标	特点	机 制
PaO_2	正常	外呼吸功能正常，氧的摄入和弥散正常
$CO_2 max$	正常	血液中血红蛋白质和量没有改变
CaO_2	正常	同上
SaO_2	正常	动脉血氧分压正常
$CaO_2\text{-}CvO_2$	增大	循环障碍使血液流经组织毛细血管的时间延长，细胞从单位容量血液中摄取的氧量增多

3. 病理临床联系 缺血性缺氧时，组织器官苍白；淤血性缺氧时，组织器官呈暗红色。由于血液中脱氧血红蛋白浓度增加，易出现发绀。

（四）组织性缺氧

组织性缺氧（histogenous hypoxia）是指在组织供氧正常的情况下，因细胞、组织利用氧障碍引起的缺氧，又称为氧利用障碍性缺氧。

1. 原因

（1）组织中毒：氰化物，硫化物等许多毒物，巴比妥，抗霉素 A 等药物，可抑制组织细胞氧化磷酸化过程，使组织细胞不能利用氧，ATP 生成减少，而引起组织性缺氧。

（2）线粒体损伤：人体生理活动所需要的能量大部分是在线粒体内生成的。大剂量放射线照射，高温和细菌毒素等可损伤线粒体，造成线粒体结构损伤和功能障碍，引起组织细胞生物氧化障碍，出现缺氧。

（3）维生素缺乏：维生素 B_1 是丙酮酸脱氢酶的辅酶成分，其缺乏可造成丙酮酸氧化脱羧和有氧氧化障碍而发生脚气病。维生素 B_2 是黄素酶类的辅酶成分，维生素 PP 是辅酶 I 和辅酶 II 的组成成分，这些维生素的严重缺乏可影响氧化磷酸化过程，引起氧利用障碍。

2. 血氧指标变化　组织性缺氧发生的关键是细胞对氧的利用障碍，其血氧指标变化见表9-4。

表9-4　组织性缺氧的血氧指标变化

血氧指标	特点	机制
PaO_2	正常	外呼吸功能正常，氧的摄入和弥散正常
CO_2max	正常	血液中血红蛋白质和量没有改变
CaO_2	正常	同上
SaO_2	正常	动脉血氧分压正常
$CaO_2\text{-}CvO_2$	降低	细胞用氧障碍

3. 病理临床联系　由于细胞用氧障碍，毛细血管中氧合血红蛋白增多，皮肤及黏膜呈鲜红色或玫瑰红色。

缺氧虽分为上述四个类型，但在临床上所见的缺氧常为混合型缺氧。如失血性休克时，因血液循环障碍和大量失血而引起循环性缺氧和血液性缺氧；并发休克肺时，还可出现低张性缺氧。因此，对具体问题要做全面具体的分析。各类型缺氧的血氧指标特点见表9-5。

表9-5　各类型缺氧的血氧指标特点（升高↑、降低↓、正常 N）

缺氧类型	PaO_2	CO_2max	CaO_2	SaO_2	$CaO_2\text{-}CvO_2$
低张性缺氧	↓	N	↓	↓	↓
血液性缺氧	N	↓	↓	N	↓
循环性缺氧	N	N	N	N	↑
组织性缺氧	N	N	N	N	↓

四、机体代谢和功能变化

缺氧对机体的影响程度与后果，取决于缺氧发生的原因，速度，持续时间以及机体代谢和功能状态。缺氧时机体代谢和功能变化既有抗损伤的代偿性反应,也有损伤性改变。轻度缺氧主要引起机体的代偿性反应;重度缺氧则以组织细胞代谢和功能障碍为主。急性缺氧时,由于机体未能充分发挥代偿作用,多以损伤性改变为主;慢性缺氧时,机体的代偿性反应和损伤性改变常同时存在。下面以低张性缺氧为例,说明缺氧对机体的影响。

（一） 呼吸系统的变化

1. 代偿性反应 当 PaO_2 低于 60mmHg 时,可刺激颈动脉体和主动脉体化学感受器,反射性使呼吸加深加快。呼吸运动增强的代偿意义在于:①增加肺泡通气量,提高肺泡气氧分压和动脉血氧分压;②增大胸廓活动幅度,胸腔负压增大,促进静脉回流,增加心输出量和肺血流量,有利于氧的摄取和运输。

低张性缺氧时,呼吸的改变与缺氧程度和缺氧持续的时间有关。缺氧早期呼吸兴奋使肺通气量增加,长期缺氧时呼吸运动减弱。血液性缺氧,循环性缺氧和组织性缺氧时,因动脉血氧分压正常,呼吸无明显变化。

2. 损伤性改变 急性低张性缺氧时,如从平原快速进入海拔 2500m 以上的高原,可在 1~4 天内发生高原肺水肿,临床表现为头痛,胸闷,咳嗽,呼吸困难,咳粉红色或白色泡沫痰,肺部有湿性啰音及皮肤黏膜发绀等。其发生机制尚不清楚,可能与缺氧引起的肺水肿有关。

（二） 循环系统的变化

1. 代偿性反应

（1） 心输出量增加:急性轻度或中度缺氧时,心输出量增加,有利于增加循环血液对氧的运输。其发生机制是动脉血氧分压降低引起交感神经兴奋,使心率加快,心肌收缩力增强,以及胸廓呼吸运动增强导致的静脉回流量增加与心输出量增加。

（2） 肺血管收缩:急性缺氧引起的肺血管收缩使缺氧肺泡的血流量减少,有利于维持肺泡通气与血流的适当比值,使流经这部分肺泡的血仍能获得较充分的氧,从而维持较高的动脉血压分压。

（3） 血液重新分布:急性缺氧时,因交感神经兴奋,皮肤、腹腔内脏器官血管收缩明显,血流量减少;而心、脑血管因以局部组织代谢产物的扩血管作用为主,血管扩张,血流量增多。

这种血流的重新分布,有利于保证心、脑等生命重要器官氧的供应。

（4） 毛细血管增生:慢性缺氧可促使缺氧组织内毛细血管增生。毛细血管密度的增加可缩短氧从血管向组织细胞弥漫的距离,从而增加了对组织细胞的供氧量。

2. 损伤性改变

（1） 肺动脉高压:缺氧可引起肺小动脉持续收缩,肺循环阻力增加,形成肺动脉高压。持久的肺动脉压升高增加了右心室的压力负荷,使右心室肥大甚至衰竭。

（2） 心肌舒缩功能降低:严重缺氧可引起心肌能量代谢障碍,降低心肌的舒缩功能,甚至使心肌发生变性,坏死。

（3） 心律失常:严重缺氧可引起窦性心动过缓、期前收缩,甚至发生心室颤动。严重的心肌受损可导致完全的传导阻滞。

（4） 回心血量减少:严重缺氧可直接抑制呼吸中枢,使胸廓运动减弱,导致静脉血回流减少。全身性严重而持久的缺氧使体内产生大量乳酸及腺苷等扩血管物质,大量血液淤积

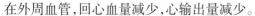

在外周血管,回心血量减少,心输出量减少。

(三) 血液系统的变化

1. 代偿性反应

(1) 红细胞和血红蛋白增多:慢性缺氧时,红细胞增多主要是由于肾生成和释放促红细胞生成素增加,骨髓造血增强所致。红细胞和血红蛋白含量增多,可增加血液的氧容量和氧含量,提高血液的携氧能力,增加组织的供氧量。

(2) 红细胞释放氧的能力增强:缺氧时糖酵解增强,血红蛋白与氧的亲和力降低,有利于将结合的氧释出供组织利用。

2. 损伤性改变　血液中红细胞过度增加会引起血液黏滞度增大,血流阻力增大,增高心脏的后负荷,这是缺氧时发生心力衰竭的重要原因之一。当吸入气氧分压过度降低时,肺泡气氧分压明显下降,红细胞内 2,3-DPG 过多,将妨碍血红蛋白与氧结合,使动脉血氧含量降低,供应组织的氧量将严重不足。

(四) 中枢神经系统的变化

脑组织的能量主要来自葡萄糖的有氧氧化,而脑内葡萄糖和氧的储备量很少,因此脑对缺氧十分敏感,对缺氧的耐受性差。缺氧直接损害中枢神经系统的功能,主要引起脑水肿和脑细胞受损。急性缺氧可出现头痛,情绪激动,思维,记忆力及判断力降低或丧失以及运动不协调,严重者可出现惊厥和昏迷。慢性缺氧时,精神症状比较缓和,表现为注意力不集中,易疲劳,嗜睡及精神抑郁等症状。

(五) 组织细胞的变化

1. 代偿性反应

(1) 细胞利用氧的能力增强:慢性缺氧可使细胞内线粒体数目增多,表面积增大,线粒体呼吸链中的酶如琥珀酸脱氢酶,细胞色素氧化酶含量增多,活性增强,提高细胞对氧的利用能力。

(2) 糖酵解增强:缺氧时 ATP 生成减少,ATP/ADP 比值下降,使磷酸果糖激酶活性增强。由于该酶是糖酵解的限速酶,其活性增强可促使糖酵解过程加强,在一定程度上可补偿能量的不足。

(3) 载氧蛋白增加:慢性缺氧可使肌细胞中的肌红蛋白含量增多。肌红蛋白与氧的亲和力显著高于血红蛋白与氧的亲和力。因此,肌红蛋白可从血液中摄取更多的氧,增加体内氧的贮存。当动脉血氧分压进一步降低时,肌红蛋白可释放出一定量的氧供细胞利用。除肌红蛋白外,有载氧作用的脑红蛋白、胞红蛋白在慢性缺氧时含量也增加。

(4) 低代谢状态:缺氧可减弱细胞的耗能过程,如糖,蛋白质合成减少,离子泵功能降低,使细胞处于低代谢状态,减少了能量的消耗,有利于细胞在缺氧时生存。

2. 损伤性改变

(1) 细胞膜损伤:缺氧 ATP 生成减少,使细胞膜上离子泵功能障碍,加上酸中毒使细胞膜通透性升高,导致细胞内 Na^+ 增多,K^+ 减少和 Ca^{2+} 增多。引起细胞水肿和细胞内 Ca^{2+} 超载等,加重组织细胞的损伤。

(2) 线粒体损伤:严重缺氧可引起线粒体结构损伤,表现为线粒体肿胀,嵴断裂崩解,钙盐沉积,外膜破裂及基质外溢等。

(3) 溶酶体损伤:缺氧导致酸中毒和钙超载,激活磷脂酶,使溶酶体膜磷脂被分解,膜通透性增高,溶酶体肿胀,破裂,大量蛋白水解酶逸出,引起细胞自溶或其他组织细胞的损伤。

总而言之,急性缺氧时,机体可快速增强肺通气及心脏活动来进行代偿,但这些代偿活动本身消耗能量和氧。慢性缺氧时,主要代偿方式是红细胞增多和组织利用氧的能力增强。虽然这些代偿方式需时较长,但由于其本身不增加耗氧,是较为经济的代偿方式。如久居高原的居民,其肺通气量、心率及心输出量并不多于居海平面者。

五、防治的病理生理基础

治疗各类缺氧,首先要积极治疗原发病,消除引起缺氧的原因,并给予有效的氧疗。

(一)消除病因

消除病因是治疗缺氧的关键和前提。缺氧的原因可根据缺氧的临床表现和血氧指标变化来明确。高原肺水肿时应尽快脱离高原缺氧环境;慢性阻塞性肺疾病,重症肺炎等,应积极治疗原发病,改善肺通气和肺换气功能;各类中毒患者应及时解毒等。

(二)氧疗

氧疗是指通过吸入氧分压较高的空气或纯氧治疗疾病的方法。氧疗对各类型缺氧均有一定的疗效,是治疗缺氧最基本、最有效的方法,但缺氧的类型不同,氧疗的效果也有较大差异。氧疗对低张性缺氧的效果最好,对血液性缺氧和循环性缺氧,也有一定的作用,CO 中毒吸入纯氧特别是高压氧可使血液氧分压升高,增强 O_2 与血红蛋白的结合能力,促进碳氧血红蛋白的解离,疗效较好。心功能衰竭时,吸氧可增加血液中溶解的氧量,改善对组织的供氧。组织性缺氧因组织的供氧量是正常的,氧疗的效果较差。

 知识拓展

氧 中 毒

氧疗虽在治疗缺氧时非常有效,但吸入氧气时间过长或吸入气氧分压过高,对组织和细胞会有一定的损害,称为氧中毒。在高气压环境如高压舱、潜水等时,以及长时间高流量吸入纯氧时,容易发生氧中毒。氧中毒根据临床表现可分为肺型和脑型两类。肺型氧中毒表现为胸骨后疼痛,咳嗽,呼吸困难等;脑型氧中毒表现为面部肌肉抽搐,幻听,幻视,恶心,呕吐,甚至惊厥,昏迷以致死亡。因此氧疗时,应控制吸氧的时间和浓度,严防氧中毒的发生。

(李 萌)

 思考题

一、患者,男性,51 岁,外出晨练时心前区突然出现疼痛,有濒死感,遂急诊入院。查体:意识清,精神差,面色苍白,皮肤湿冷,脉搏细弱,血压 80/50mmHg。诊断为急性心肌梗死。医嘱之一:吸氧,立即!

请问:

1. 患者发生的是哪种类型的缺氧? 发生机制是什么?

2. 医嘱强调立即给予吸氧的意义?

3. 请分析患者血氧指标的变化。

4. 对于护理工作,本病例的医疗警示意义是什么?

二、患者,男性,77 岁。既往支气管哮喘病史 10 年,近日洗澡着凉发生感冒,支气管哮喘病情加重,出现呼吸困难,端坐呼吸,面色发绀,烦躁不安,来院就诊。

请问:

1. 患者发生的是哪种类型的缺氧?

2. 请分析缺氧产生的原因及发生机制。

3. 患者的血氧指标变化特点是怎样的?

第十章 休 克

学习目标

1. 培养积极对待和正确认识疾病时休克的意识;具有科学处理相关疾病问题的认知能力。
2. 掌握休克的概念;发生机制及过程。
3. 熟悉休克的原因;机体代谢和功能变化。
4. 了解休克的分类及防治病理生理基础。
5. 学会应用本章病理生理知识分析、解释相关的临床表现问题。

临床情景与学习导入

情景回放:

建筑工人小周,28 岁,高空作业时因脚手架坍塌,不幸从高空坠落,坠落过程中多次被阻挡,落地后全身多处出血,陷入昏迷,被其他工友紧急送往医院。查体:T 37.6℃,P 106 次/分,HR 22 次/分,BP 80/50mmHg,神志不清,反应迟钝,皮肤发绀,四肢湿冷。

思考任务:

1. 小周的生命体征是否正常?
2. 出现的神志不清,反应迟钝,皮肤发绀,四肢湿冷,你知道是发生了什么问题引起的吗?

休克(shok)是指机体在各种强烈致病因素作用下,有效循环血量急剧减少,组织微循环血液灌流量严重不足,导致重要器官代谢和功能严重障碍的全身性病理过程。

临床上危重疾病及严重创伤都常合并休克。休克发生发展急骤,进展迅速,如不及时救治,可危及生命。

历史长廊

休克研究的四个重要阶段

18 至 19 世纪:1731 年法国医生 Le Dran 首次将"shock"一词引入医学,原意为震荡或打击。1895 年 Warren 和 Crile 从临床角度认识休克,描述成"面色苍白或发绀,四肢湿冷,脉搏细速,脉压变小,尿量减少,神态淡漠和血压下降",至今对休克的诊断仍有重要意义。

20 世纪 20 至 50 年代:第一、二次世界大战期间,大量伤员死于休克,认为引起关键是血管运动中枢麻痹和动脉扩张导致低血压。但实践表明,采用血压回升治疗仅使部分患者获救,另一些患者病情反而恶化。

20 世纪 60 年代:Lillehei 等通过大量的研究发现,多数休克都有"有效循环血量减少,组织器官血液灌流不足"的共同发病环节,提出和创立了休克的微循环学说。根据这一学说,临床上的治疗措施发生了根本性改变。

20 世纪 80 年代后:休克的研究进入细胞及分子水平。

一、原因

引起休克的原因很多,常见的有:

1. 失血和失液。

(1) 失血:大量失血可引起休克,称为失血性休克。常见于外伤出血,胃溃疡出血,肝硬化食管静脉丛破裂出血及产后大出血等。

(2) 失液:剧烈呕吐或腹泻,肠梗阻及大汗淋漓等,可导致大量体液丢失而引起失液性休克。过去称为"虚脱"。

2. 烧伤 大面积烧伤常伴有大量血浆渗出,导致有效循环血量减少,引起烧伤性休克。其早期主要与低血容量和疼痛有关,晚期常因继发感染而发展为感染性休克。

3. 创伤 各种严重创伤可因剧烈疼痛,大量失血和失液引起创伤性休克。

4. 感染 细菌,病毒,真菌及立克次体等病原微生物的严重感染,引起感染性休克。常伴有败血症和脓毒血症,又称为败血症性休克或脓毒性休克。

5. 过敏 过敏体质的人在注射某些药物,如青霉素、血清制剂或疫苗,甚至进食某些食物或接触某些物品如花粉后,发生 I 型超敏反应,引起过敏性休克。

6. 心脏功能障碍 大面积急性心肌梗死,急性心肌炎,严重心律失常等心脏病变;心包填塞,张力性气胸和肺动脉栓塞等影响血液回流和心脏射血功能的心外阻塞性病变,均可导致因心输出量急剧下降,有效循环血量和灌注量严重不足引起休克,称为心源性休克。

7. 强烈的神经刺激 剧烈疼痛,高位脊髓损伤或麻醉,中枢镇静药过量等,可抑制交感缩血管功能,进而因阻力血管扩张,回心血量减少以及血压下降,有效循环血量相对不足而引起休克,称为神经源性休克。

二、分类

引起休克的原因很多,分类方法也有多种,常用的分类方法有:

(一) 按原因分类

可分为失血、失液性休克,烧伤性休克,创伤性休克,感染性休克,过敏性休克,心源性休克及神经源性休克等。

(二) 按发生的始动环节分类

机体有效循环血量的维持,由三个因素决定:①足够的血容量;②正常的心泵功能;③正常的血管舒缩功能。各种引起休克的原因作用于机体后,主要通过血容量减少,血管床容量增加及心泵功能障碍等三个始动环节导致休克(图 10-1)。根据休克发生的始动环节,休克分为三类:

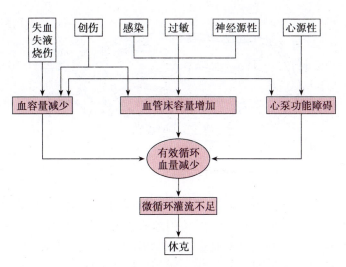

图 10-1 休克发生的始动环节模式示意图

1. 低血容量性休克 是指由于血容量减少引起的休克。常见于失血,失液,创伤及烧伤等。

2. 血管源性休克 是指由于外周血管扩张,血管床容量增加,大量血液淤滞在扩张的小血管内,使有效循环血量减少而引起的休克。常见于某些感染性休克,过敏性休克及神经源性休克。

3. 心源性休克 是指由于心脏泵血功能障碍,心输出量急剧减少,有效循环血量显著下降所引起的休克。常见于大面积心肌梗死,心肌病,严重心律失常,心脏瓣膜病,急性心包填塞及肺动脉高压等。

 知识拓展

血管床容量

血管床尚无明确概念。一般认为其在血液与组织间的物质交换,血容量的调节和稳定血压方面发挥着重要作用。机体血管床总量很大,如果全部开放,容量远远大于血容量。如肝脏毛细血管全部开放,就能容纳全身总血量。正常时机体毛细血管仅有20%开放,约80%呈闭合状态,并不会因血管床容量大于血流量而发生有效循环血量不足的现象,毛细血管容纳的血量仅占总血量6%左右。

三、发生机制及微循环变化

休克的发生机制尚未完全阐明,但微循环障碍,被认为是休克发生的共同基础。

微循环(microcirculation)是指微动脉与微静脉之间的血液循环,是血液与组织进行物质交换的基本结构和功能单位。微循环由微动脉、后微动脉、毛细血管前括约肌、真毛细血管、动静脉短路、直捷通路及微静脉构成(图10-2)。微动脉,后微动脉及毛细血管前括约肌又称前阻力血管,决定微循环的灌入量。真毛细血管又称交换血管,是血管内外物质交换的主要场所。微静脉又称后阻力血管,决定微循环的流出量。经直捷通路的血液可迅速回到静脉,较少进行物质交换。

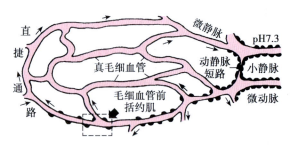

图 10-2 机体正常微循环示意图

微循环主要受神经体液因素的调节。交感神经兴奋时血管收缩；体液因子如儿茶酚胺，血管紧张素 Ⅱ，血管加压素及血栓素 A_2 等，可引起血管收缩；组胺，激肽及前列环素等，导致血管舒张。酸性产物可降低血管平滑肌对缩血管物质的反应性，使血管扩张。

以失血性休克为例，休克发展分为三期：微循环缺血期，微循环淤血期及微循环衰竭期。

（一）微循环缺血期

此期是休克早期或休克代偿期。

1. 微循环变化机制 各种原因引起交感-肾上腺髓质系统兴奋，儿茶酚胺大量释放入血。儿茶酚胺：①引起皮肤，腹腔内脏和肾脏的小血管收缩，外周阻力升高，组织器官血液灌流不足，但对心脑影响不大；②使大量动静脉短路开放，加重组织缺氧。

2. 微循环变化特点 全身小血管，包括微动脉，后微动脉，毛细血管前括约肌及微静脉都持续收缩，尤其是前阻力血管收缩更明显，使毛细血管前阻力增加，大量真毛细血管关闭，血液通过动-静脉短路回流，组织灌流量减少。此期微循环灌流特点：少灌少流，灌少于流，微循环呈缺血缺氧状态（图 10-3）。

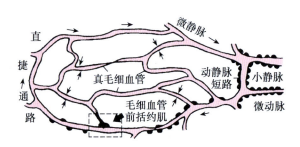

图 10-3 休克微循环缺血期变化示意图

3. 微循环变化的代偿意义 休克早期微循环的变化尽管造成许多器官缺血缺氧，但具有重要的代偿意义。

（1）维持动脉血压正常：主要通过三方面的机制：①回心血量增加：休克早期，微静脉、小静脉性容量血管和肝脾等储血器官收缩，回心血量增加，这种代偿起到了"自身输血"的作用。由于毛细血管前阻力大于后阻力，毛细血管中流体静压下降，组织液进入血管，使回心血量增加，这种代偿起到"自身输液"的作用。②心输出量增加：交感-肾上腺髓质系统兴奋和儿茶酚胺增多，使心率增快，心肌收缩力增强，心输出量增加；③外周阻力升高：在回心血量和心输出量增加的基础上，全身小动脉收缩，使外周阻力增高。

（2）保证心脑血液供应：不同器官血管对儿茶酚胺等缩血管物质的反应性不同，皮肤，骨骼肌和内脏血管的 α 受体密度高,对儿茶酚胺敏感,收缩明显。而冠状动脉以 β 受体为主,对儿茶酚胺不敏感,收缩不明显;脑动脉在血压不低于 60mmHg 时,可通过自身调节维持脑血流量的正常,这种血液分布状态的改变,保证了心脑的血液供应。

4. 病理临床联系 此期主要表现为脸色苍白、四肢湿冷、尿量减少、出冷汗、脉搏细速、烦躁不安,血压正常(大出血血压骤降除外)及脉压减小(图 10-4)。

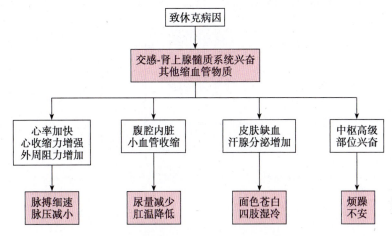

图 10-4 休克微循环缺血期的主要临床表现

5. 防治的病理生理基础 此期应尽早消除致病原因,及时补充血容量,改善组织灌流量,恢复有效循环血量,防止休克向微循环淤血期发展。

(二) 微循环淤血期

此期是休克中期或休克进展期。

1. 微循环变化机制 ①组织长期缺血缺氧,酸性代谢产物生成增多,使血管对儿茶酚胺的反应性降低,微血管扩张。②长期组织缺氧及酸中毒,刺激肥大细胞释放组胺和无氧代谢产生的某些代谢产物及细胞分解破坏后释出的 K^+,使微血管扩张和毛细血管通透性增加,大量血浆外渗,血液黏度增加,微循环内血液淤积加重。

2. 微循环变化特点 微动脉,后微动脉及毛细血管前括约肌扩张,大量血液涌入真毛细血管。微静脉虽也扩张,但因微循环血液黏度增大血流缓慢,使血液流出受阻,毛细血管后阻力大于前阻力。此期微循环灌流特点:灌而少流,灌大于流,微循环呈淤血缺氧状态(图 10-5)。

3. 微循环失代偿的产生

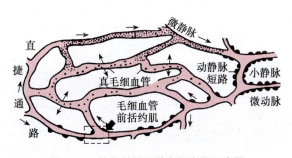

图 10-5 休克微循环淤血期变化示意图

（1）回心血量减少：由于微循环血管扩张，"自身输血"和"自身输液"停止，有效循环血量进一步减少，回心血量减少，血压明显下降。

（2）心脑供血不足：动脉血压下降，使心脑血管自身调节作用丧失，心和脑血液灌流量减少。

4. 病理临床联系　主要表现为血压明显下降，脉压缩小，脉搏细速，神志淡漠甚至昏迷、少尿或无尿，皮肤出现发绀或花斑（图10-6）。

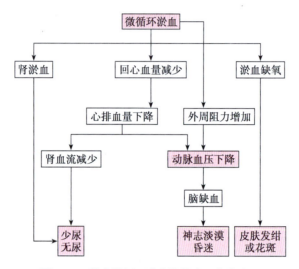

图 10-6　休克微循环淤血期的主要临床表现

5. 防治的病理生理基础　此期如果治疗方案正确，休克仍可逆转。否则，休克将进入难治期。

（三）微循环衰竭期

此期是休克晚期或休克难治期，是休克的不可逆阶段。

1. 微循环变化机制　严重缺氧和酸中毒：①使微血管平滑肌对儿茶酚胺失去反应而扩张，微血管麻痹性扩张；②损伤血管内皮细胞，同时由于血流缓慢或血液进一步浓缩，血小板和红细胞易于黏集，引起弥散性血管内凝血（DIC）。并非所有休克都一定会发生DIC，烧伤性休克、感染性休克及创伤性休克等DIC发生率较高，出现较早。DIC的出现，使病情恶化，加重器官功能衰竭。

2. 微循环变化特点　微血管麻痹性扩张，微循环淤血严重，可有微血栓形成，血流停止。此期微循环灌流特点：不灌不流，微循环呈衰竭状态（图10-7）。

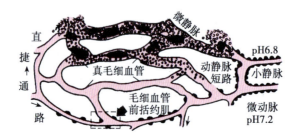

图 10-7　休克微循环衰竭期变化示意图

3. 微循环衰竭 微循环内血栓的形成,导致全身组织器官的低灌流,内环境严重破坏,将加重细胞和组织器官功能损伤,甚至导致多器官功能障碍而引起死亡。

4. 病理临床联系 此期病情危重,濒临死亡。血压进行性下降,甚至测不到,采用升压药难以回升;脉搏细速、浅表静脉塌陷,难以进行静脉输液;并发 DIC 时,可有出血、贫血、皮下瘀斑等典型表现,严重时甚至出现多器官功能障碍的相应表现。

四、机体代谢和功能变化

(一) 机体的代谢变化

1. 物质代谢紊乱 休克时物质代谢变化表现为有氧氧化障碍,糖、脂肪和蛋白质分解代谢增强,合成代谢减弱。因组织细胞缺氧,糖酵解增强,可出现一过性高血糖和糖尿;脂肪和蛋白质分解增强,血中游离脂肪酸和酮体增多,尿氮排出增多,出现负氮平衡。

2. 水、电解质代谢紊乱 由于微循环严重障碍,组织缺氧,细胞有氧氧化障碍,ATP 生成减少,细胞膜上的钠泵转运障碍,细胞内 Na^+ 泵出减少,导致细胞水肿,细胞外 K^+ 增多,引起高钾血症。酸中毒还可经细胞内外 H^+-K^+ 离子交换而加重高钾血症。

3. 酸碱平衡紊乱 出现代谢性酸中毒。原因:①组织缺氧使葡萄糖无氧酵解增强,乳酸产生增多;②同时肝脏功能受损,不能将乳酸转化为葡萄糖;③肾功能受损不能将乳酸排出。酸中毒可使微血管进一步扩张淤血,促进 DIC 的发生,加重高钾血症,抑制心肌收缩力,是休克恶化的重要因素。

(二) 机体的功能变化

休克过程中常引起肺,肾,肝,胃肠,心及脑等器官受损,甚至导致多器官功能障碍或衰竭。

1. 肺功能变化 休克早期,创伤,感染,出血等刺激,使呼吸中枢兴奋,呼吸加快,通气过度,引起呼吸性碱中毒。随着休克的进展,可出现急性呼吸衰竭,称为急性呼吸窘迫综合征或休克肺。临床表现为进行性呼吸困难,进行性低氧血症,发绀,肺水肿和肺顺应性降低等。是休克死亡的主要原因之一。

2. 肾功能变化 肾脏是休克时最易损伤的器官。各类休克常伴发急性肾功能衰竭,称为休克肾。临床表现为少尿、无尿,氮质血症,高钾血症及代谢性酸中毒等。若能及时恢复肾血液灌流量,肾功能可恢复,此时的肾功能改变属于功能性急性肾衰竭。如果休克时间延长,可引起发生器质性肾功能衰竭,即使再恢复肾血液供给,肾功能短时间内也难恢复正常。

3. 心功能变化 除心源性休克外,其他类型休克早期,由于机体的代偿,能够维持冠状动脉血流量,心泵功能变化不明显。随着休克的发展,多种有害因素作用于心脏,加之血压进行性下降,可使心泵功能障碍,甚至发生急性心力衰竭。

4. 脑功能变化 休克早期,由于血液重新分布和脑循环的自身调节,保证了脑的血液供应,无明显脑功能障碍。随着休克的发展,动脉血压进行性下降或脑循环出现 DIC 时,脑组织因缺血、缺氧和酸中毒而严重受损,出现神志淡漠,意识模糊甚至昏迷。脑血管通透性的增高,可引起脑水肿和颅内压升高,严重者形成脑疝,导致死亡。

5. 胃肠道功能变化 胃肠道也是休克时最易损伤的器官之一。休克早期胃肠道缺血和酸中毒,引起肠壁淤血水肿,消化液分泌减少,甚至形成应激性溃疡和出血。此外,由于肠黏膜屏障受损,肠源性毒素大量吸收入血,可进一步加重休克。

6. 肝功能变化 休克时肝血流减少导致肝细胞损伤,肝代谢功能障碍,肠道吸收的毒素不能被充分解毒而引起机体中毒,此外乳酸不能转变为糖原,使酸中毒进一步加重,导致休克恶化。

7. 多器官功能障碍综合征 是指在严重创伤、感染、休克或复苏后,短时间内同时或相继出现两个或两个以上的器官功能损害的临床综合征。严重时可发展为多系统器官功能衰竭,其在休克晚期常出现,是休克病人重要的死亡原因。

五、防治的病理生理基础

休克病情危重,一旦发生,应积极采取综合措施,针对休克的原因和不同发展阶段进行有效干预与治疗,以恢复生命器官的微循环灌流和减轻组织或者器官功能的损伤。

(一) 病因学防治

积极处理造成休克的原始病因。如止血,止痛,控制感染,抗过敏,补液,输血及强心等。

(二) 发病学防治

休克的本质是有效循环血量不足,组织微循环灌流量减少。因此,改善微循环,提高组织灌流量是休克治疗的中心环节。

1. 补充血容量 各型休克都存在微循环灌流量减少。除心源性休克外,补充血容量是提高心排血量和改善组织灌流量的根本措施,补液要尽早、尽快进行,以防止病情恶化。补液原则是"需多少,补多少",为防止补液过多,造成肺水肿,可动态检测中心静脉压和肺动脉楔压。

2. 纠正酸中毒 酸中毒可加重微循环障碍,并发高钾血症及抑制心肌的收缩力等,因此及时补碱纠酸是休克治疗的重要措施。

3. 合理使用血管活性药 应在充分扩充血容量和纠正酸中毒的基础上,使用缩血管或扩血管药物以改善微循环灌流量。对失血性休克等心输出量减少,外周阻力增高,应在充分扩容的基础上,使用多巴胺等血管扩张药以提高组织的血液灌流量。对过敏性休克、神经源性休克和血压过低的,应使用血管收缩药以升高血压,保证心脑重要器官的血液灌注。

(三) 保护细胞和重要器官的功能

1. 防止细胞损伤 改善微循环的同时,改善细胞能量代谢及稳定溶酶体膜以减轻细胞损伤。

2. 保护重要器官功能 密切监测各器官功能的变化,及时采取相应支持疗法,最大限度地保护这些重要器官的功能。

(四) 营养和代谢的支持

休克治疗和护理中,应及时补充营养物质。鼓励经口进食,尽可能缩短进食时间,以促进胃肠蠕动,维持肠黏膜屏障功能。

(李 萌)

思考题

一、患者,男性,62 岁,车祸撞伤右腹部 2 小时。入院时神志恍惚,腹腔穿刺抽出不凝固血液。血压 68/45mmHg,脉搏 120 次/分。立即快速输血 600ml。行剖腹探查术见右肾挫伤,腹腔内积血约 2500ml,术中血压持续降低,给予快速输液及输全血 1600ml,术后输入 5% 碳酸氢钠溶液 700ml,血压回升到 90/60mmHg。次日病情稳定,血压逐渐恢复正常。

请问:

1. 患者发生的是哪种类型的休克?

2. 分析患者入院时处于休克哪个阶段? 简述其微循环的特点。

3. 治疗中使用5%碳酸氢钠溶液的目的?

二、患者,女性,46岁,3小时前进食饼干后突发大呕血,呕吐鲜红色血约1200ml。家人送往医院途中又呕血约400ml。否认类似消化道出血病史。查体:血压80/53mmHg,心率140次/分。面色苍白,烦躁不安,乏力,巩膜稍黄染,双手呈肝掌样变。

请问:

1. 患者大量呕血的疾病是什么? 诊断依据有哪些?

2. 处理的首要措施是什么?

3. 患者存在哪些可能的病理变化?

实 践 指 导

实践一 细胞、组织的适应、损伤与修复

一、目的与要求

学会识别萎缩、肥大、增生和化生、细胞水肿、脂肪变性和玻璃样变性、坏死及肉芽组织的病理变化形态特点。

二、实验内容

（一）大体标本观察

1. 肾压迫性萎缩　肾颜色灰白，肾盂和肾盏显著扩张，肾实质萎缩变薄，甚至薄如纸张。

2. 心褐色萎缩　心体积变小，重量减轻，心尖变尖，心外膜下冠状动脉蜿蜒迂回。切面心肌呈棕褐色，心室壁变薄。

3. 心肌肥厚　心体积增大，重量增加，心室壁变厚，乳头肌及梁状肌增粗，心室腔未见明显扩张。

4. 前列腺增生　前列腺体积增大，表面呈结节状，左右不对称。切面见实质性及囊性增生结节，结节周围有纤维组织。

5. 肝浊肿　肝体积增大，颜色灰白、浑浊无光泽，重量增加，被膜紧张，边缘变钝。

6. 肝脂肪变性　肝体积增大，重量增加，被膜紧张，边缘变钝，表面及切面呈淡黄色，质软，有油腻感。

7. 脾被膜玻璃样变性　局部脾被膜明显增厚。切面灰白半透明呈毛玻璃样。

8. 脾凝固性坏死　脾切面见扇形灰黄色坏死灶，与周围组织分界清楚，坏死灶边缘有充血出血带。

9. 脑液化性坏死　脑实质内见大小不等的囊腔，液化性坏死物多已流失。

10. 足干性坏疽　足呈黑褐色，干缩僵硬，坏死组织与正常组织分界明显。

（二）病理切片观察

1. 心肌肥大　心肌纤维粗大、变宽，细胞核变大，染色变深。纵切面可见部分心肌纤维排列紊乱，呈"分枝"状；横切面可见部分心肌纤维排列拥挤，呈"旋涡"状。

2. 胃黏膜肠上皮化生　部分胃黏膜上皮转变为含有帕内特细胞或杯状细胞的小肠或大肠上皮。

3. 肝细胞水肿　肝细胞索变宽，肝窦变窄，肝细胞细胞呈多边形或圆形，体积增大，胞质疏松淡染，胞质内有呈红染颗粒状物，严重水肿的肝细胞胞质透亮呈气球样。

4. 肾小管上皮细胞水肿 肾小管上皮细胞肿胀,突向管腔使管腔狭窄,胞质内可见大量红染细小颗粒。

5. 肝脂肪变性 肝细胞体积增大,胞质内可见大小不等的透亮空泡,边缘整齐,部分空泡融合变大将肝细胞核挤向一侧。

6. 脾被膜玻璃样变性 脾被膜增厚,纤维组织增生,胶原纤维融合形成均质红染的条带状,期间可见少量纤维细胞。

7. 肾贫血性梗死 梗死区肾单位的轮廓尚存,坏死组织的细胞结构消失,可见,细胞核固缩、碎裂或消失,坏死组织与正常组织间见充血、出血,坏死组织内无明显出血。

8. 肉芽组织 可见大量新生的毛细血管、成纤维细胞,并伴炎细胞浸润;毛细血管垂直于表面生长,毛细血管周围见多量成纤维细胞,炎细胞主要为中性粒细胞、巨噬细胞、淋巴细胞、浆细胞等。

三、病例讨论

1. 死者,女性,52 岁。心慌气促 5 年,昏迷 3 小时入院。入院后终因呼吸、循环衰竭治疗无效死亡。

尸体解剖:大体解剖及显微镜下观察发现心脏慢性风湿性二尖瓣及主动脉瓣瓣膜炎合并二尖瓣狭窄及关闭不全;脑实质轻度水肿、脑回增宽、脑沟变浅变窄,切面脑实质可见多数软化灶形成。

讨论题:请根据所学病理学知识,试分析该死者脑水肿和软化灶的原因。

2. 患儿,男性,6 岁,9 天前被木板撞击右小腿后侧腓肠肌处,后小腿肿胀,疼痛难忍。第 2 天出现红肿热痛,第 3 天体温达 39.5℃,第 4 天下肢高度肿胀达足背,疼痛加剧,从皮肤裂口处流出血水。在当地医院用大量抗生素治疗,未见明显效果。第 5 天晚,右足第一趾呈污黑色。第 10 天黑色达足背,与正常组织分界不清,随后行右下肢截肢术。病理检查:右下肢高度肿胀,右足部污黑色,纵行剖开动、静脉后,见动、静脉管腔内均有暗红色条状的固体物阻塞,长约 9cm,与管壁粘着,固体物镜检为混合血栓。

讨论题:(1) 患儿右足发生了什么病变?

(2) 右足病变是如何发生的?

四、实验作业

绘制肉眼组织的显微镜下图。

(汪晓庆)

实践二 局部血液循环障碍

一、目的与要求

学会识别淤血、血栓形成和梗死的病理变化形态特点。

二、实验内容

（一）大体标本观察

1. 肺淤血　肺体积增大，暗红色，重量增加（正常为375～550g），包膜紧张，边缘变钝，质地较实。长期的慢性肺淤血标本呈肺褐色硬化改变，肺质地变硬，肉眼呈棕褐色。

2. 慢性肝淤血（槟榔肝）　肝脏体积增大，褐红或暗红色，包膜紧张。切面可见红黄相间的状似槟榔切面的条纹，红黄为两种病变特征，暗红是淤血区，黄色是脂肪变性区。

3. 慢性脾淤血　脾脏体积增大，灰红色，包膜增厚紧张，重量增加（正常为120～150g），边缘变钝，质地较硬。切面见暗红色的脾髓中有灰白色的纤维组织增生、脾小梁增粗。

4. 静脉血栓形成　剪开的静脉腔内见圆柱形固体物紧密附着于血管内膜面，该物体较粗糙干燥，呈黑白相间（交替）的结构（新鲜时红白相间）。

5. 脾贫血性梗死　脾梗死灶形似三角形，其尖端指向脾门，底部靠近包膜，灰白色、干燥、质实，边界清楚，见明显的充血出血带。

6. 肠出血性梗死　肠管一段，呈节段性坏死。病变肠壁肿胀，颜色暗红，浆膜面失去光泽。

（二）病理切片观察

1. 慢性肺淤血　肺泡壁毛细血管和小静脉高度扩张充满红细胞，多数肺泡腔内充满淡红色水肿液（为粉红染均质状物）。部分肺泡腔内见红细胞和含有棕黄色含铁血黄素颗粒的心衰细胞。

2. 慢性肝淤血　肝小叶中央静脉及其周围肝窦扩张充满红细胞，肝小叶中央的部分肝细胞萎缩甚至消失，周边的部分肝细胞内出现大小不等的圆形空泡（为脂肪变性的肝细胞HE染色镜下所见）。

3. 静脉内混合血栓　血栓为深红色和淡红色两部分相互层迭相间，深红色为血液凝固后红细胞堆积而成，淡红色为血小板小梁，淡红色血小板小梁形成纵横交错波浪状，粗细不等，在小梁的边缘可见粘附有许多白细胞，小梁间为浅红色纤维素网，其间充满大量红细胞。

三、病例讨论

死者，男性，58岁，因患支气管癌入院。住院近半个多月来，安静卧床休息，做各种化验及各项术前准备。一日在去厕所的途中突然晕倒，经多方抢救无效死亡。

尸体解剖：左肺上叶近肺膜处可见一个7cm×6cm大小的肿物，切面灰白色，干燥，有轻度出血坏死；剖开肺动脉系统，见一大的血栓阻塞于肺动脉主干。

讨论题：（1）什么原因引起患者的死亡？
　　　　（2）请根据学过的病理学知识，试分析解释死亡原因。

四、实验作业

绘制肺淤血、肝淤血、混合血栓的显微镜下图（选择其一）。

（张春雨）

实践三　炎　　症

一、目的与要求

学会识别各种炎细胞及各类炎症的病理变化形态特点。

二、实验内容

（一）大体标本观察

1. 纤维蛋白性心外膜炎　心包的脏层表面粗糙,见有厚层渗出的纤维素,灰白色,呈絮状或绒毛状。

2. 肠假膜性炎　结肠黏膜表面见有一层灰黄色,糠皮样假膜,部分有脱落,形成大小不一,形状不规则的浅表溃疡。肠壁因充血水肿而增厚。

3. 脑脓肿　大脑切面内见一脓腔,腔内脓液已流失,仅留少许脓液黏附,周围有纤维组织包绕,边界清楚。

4. 蜂窝织炎性阑尾炎　阑尾明显肿胀增粗,浆膜面充血并可见多量的黄白色脓性渗出物。切面阑尾壁增厚,阑尾腔内可见脓性渗出物。严重者阑尾腔内可有大量脓性渗出物积聚,形成阑尾积脓。

5. 子宫颈炎性息肉　子宫颈外口见一个带蒂的结节状肿物,蒂与宫颈内口相连。

（二）病理切片观察

1. 各种炎细胞:高倍镜下观察形态特点。①中性粒细胞:核分叶状,常 2～3 叶,胞质淡粉红色,胞质内的嗜中性颗粒不明显。②嗜酸性粒细胞:核分叶状,胞质呈鲜红色,内可见大量的粗大嗜伊红颗粒。③单核细胞:细胞体积较大,胞质丰富,细胞核呈椭圆形或肾形,常偏一侧。④淋巴细胞:细胞体积较小,胞质极少,核圆深染。⑤浆细胞:细胞呈椭圆形,胞质略嗜碱性,细胞核偏位,核内染色质呈车轮状排列,核周可见透亮区。

2. 纤维蛋白性心外膜炎　心外膜(此处见脂肪组织和血管)可见纤维素及炎性渗出物。纤维素为红染的丝网状或片状物质,网眼内可见渗出的炎细胞。

3. 化脓性阑尾炎　阑尾壁各层明显充血水肿,并有大量中性粒细胞弥漫浸润,黏膜层部分上皮坏死脱落,阑尾腔内可见多量脓细胞(变性坏死的中性粒细胞)、纤维蛋白和坏死脱落的上皮细胞。浆膜面见附有少量纤维素及脓细胞。

三、病例讨论

患者,男性,54 岁,X 线检查发现右肺上叶有一高密度阴影,直径 3.5cm,边界较清楚,密度不均。经手术切除病变组织送病理检查,显微镜下观察示:病变处有大量纤维组织增生,并伴有肺泡上皮细胞和支气管黏膜上皮增生,淋巴细胞及单核细胞浸润。

讨论题:(1) 患者肺部病变应诊断为什么?

(2) 患者病变首先应排除恶性病变,为什么?

四、实验作业

绘制化脓性阑尾炎的显微镜下图。

（黄晓红）

实践四 肿 瘤

一、目的与要求

学会识别肿瘤的病理变化形态特点;初步能够通过肉眼观察大致判断肿瘤的性质。

二、实验内容

(一) 大体标本观察

1. 脂肪瘤 淡黄色,呈分叶状或扁圆形,有完整的包膜,质地柔软。

2. 子宫平滑肌瘤 一个或多个大小不一的球形肿块,与周围组织分界清楚,切面呈灰白色,可见编织状或旋涡状条纹。

3. 乳腺纤维腺瘤 肿瘤为结节状,有完整的包膜,切面呈灰白色,可见纤维组织的纹理。

4. 成熟畸胎瘤 肿瘤体积较大,为圆形或椭圆形囊状,囊内有毛发、牙齿、骨、脂肪等组织,有完整包膜,质地较软。

5. 乳腺癌 乳头下陷,乳腺表面皮肤呈橘皮样,切面可见边界不清的不规则形、颜色呈灰白色的肿块,并向周围组织浸润。

6. 原发性肝癌 肿瘤体积巨大,圆形,质硬,灰白色,无包膜,瘤体周围有多个大小不一的瘤结节。

7. 股骨肉瘤 股骨下端或胫骨上端已被瘤组织破坏使局部膨大,切面灰白色,骨皮质及骨髓腔被浸润、破坏,并侵入周围软组织。

8. 支气管肺癌 在肺门处有一形态不规则的灰白色肿物,向肺内呈浸润性生长。

9. 结肠腺癌 肿块向肠腔内突起,呈蕈伞状,表面有坏死、出血,切面灰白色,向黏膜下层浸润,使肠壁增厚,肠腔狭窄。

(二) 病理切片观察

1. 鳞状细胞癌 癌细胞形成大小不等的团块状或条索状,称为癌巢。癌细胞大小不等,形态多样,核大深染,可见病理性核分裂象。分化好的鳞癌在癌巢中央角化珠、细胞间桥。

2. 腺癌 癌细胞排列成腺管状,但大小不等,形状不一。核大小不等,可见病理性核分裂象。

三、病例讨论

患者,女性,60 岁。胃疼、胃胀伴呕吐 5 个月,便血和呕血 1 周入院。查体:消瘦、贫血貌。左锁骨上多个淋巴结肿大变硬,肝脏肿大。胃肠透视发现胃小弯近幽门处有充盈缺损,

B超显示肝脏有多个大小不等的强回声团。X线显示肺部多发散在、界限清楚的圆形病灶，多靠近胸膜。经化疗、对症、支持治疗，入院后2个月死亡。

尸体解剖：极度消瘦。左锁骨上淋巴结肿大。腹水2500ml，橙红、半透明状。胃：胃小弯近幽门处有一椭圆形肿瘤，中央有一4cm×3cm之溃疡，溃疡边缘不规则隆起，质硬，切面呈灰白色，溃疡底部凹凸不平，有出血坏死。镜下见大量腺样细胞巢侵入黏膜下层、肌层及浆膜层。细胞异型性明显，核分裂象多见。肝脏：体积增大，表面及切面可见大小不一的灰白色结节，境界清楚。镜下见细胞异型性明显，多见病理性核分裂象。肺：表面及切面可见多发散在的灰白色结节，境界清楚。镜下病变与肝脏内结节相同。淋巴结：肠系膜、大网膜、纵隔、肝门、肺门及胃周边等处淋巴结肿大、变硬，切面灰白色。镜下病变与肝脏内结节相同。

讨论题：(1) 患者的病理诊断是什么？

(2) 如何判断肿瘤的良、恶性？

(3) 肿瘤对机体的危害有哪些表现？

(4) 肿瘤的转移方式有哪些？

四、实验作业

1. 描述子宫平滑肌瘤、乳腺癌的肉眼观察大体形态。

2. 绘制鳞状细胞癌、腺癌的显微镜下图(选择其一)。

（周　璐）

实践五　常见疾病(一)

一、目的与要求

学会识别动脉粥样硬化、良性高血压、风湿病、大叶性肺炎、小叶性肺炎、慢性支气管炎、肺气肿的病理变化形态特点。

二、实验内容

(一) 大体标本观察

1. 主动脉粥样硬化　主动脉内膜凹凸不平，可见许多黄白色斑点条纹、蜡滴样纤维斑块、粥样斑块突起，大小形状不规则，尤以动脉分支开口处明显，部分斑块表面破溃，有溃疡形成。

2. 冠状动脉粥样硬化　心冠状动脉壁不均匀增厚、僵硬。横切面可见灰黄色斑块向腔内突起，管腔呈明显偏心性狭窄。

3. 心肌梗死　在左心室壁可见灰白色坏死病灶，形状不规则，边界清晰。

4. 高血压性心脏　心脏体积增大，重量增加，左心室壁明显肥厚，乳头肌增粗，瓣膜透明无病变。

5. 高血压病性肾脏(原发性颗粒性固缩肾)　肾体积变小，重量减轻，质地变硬，表面轻

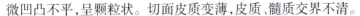

微凹凸不平,呈颗粒状。切面皮质变薄,皮质、髓质交界不清。

6. 风湿性心内膜炎　心脏二尖瓣闭锁缘上,可见一排粟粒大小的灰白色赘生物(白色血栓),呈串珠状排列,与瓣膜紧密粘连。

7. 风湿性心瓣膜病　心脏体积增大,左心房肥厚扩大,内膜粗糙增厚,二尖瓣显著增厚、变硬,瓣叶粘连使瓣口狭窄呈鱼口状。右心房及心室轻度肥厚扩大。

8. 大叶性肺炎(灰色肝样变期)　肺叶灰白色、质地变实如肝,切面粗糙呈颗粒状,胸膜表面有纤维素性渗出物。

9. 小叶性肺炎　肺表面及切面可见多数散在大小不等灰白、灰黄色小病灶,部分互相融合成片。

10. 肺气肿　肺体积明显增大,边缘钝圆,灰白色,缺乏弹性。切面可见扩张的肺泡。

（二）病理切片观察

1. 主动脉粥样硬化　表层为纤维组织,常发生玻璃样变性。深层为粉染的粥样坏死物,其中有许多针状或菱形的空隙(胆固醇结晶处),可见少量钙盐(蓝染颗粒状)沉着。边缘和底部可见肉芽组织生长,少量淋巴细胞和泡沫细胞。

2. 高血压性肾脏　大量的肾小球萎缩、纤维化及玻璃变,所属的肾小管萎缩甚至消失,相对病变轻的肾小球和肾小管代偿性肥大,肾小管腔内可见红染的蛋白管型,间质可见纤维组织增生和淋巴细胞浸润,肾动脉有玻璃样变,动脉壁增厚,管腔狭窄。

3. 风湿性心肌炎　心肌间质中可见典型的风湿小体,整体病变区域呈圆形或梭形,由纤维素样坏死物区域和区域内多量的风湿细胞及少量的淋巴细胞和浆细胞构成,风湿细胞多位于小血管附近,细胞体积大,胞质丰富,核大,核膜清晰,染色质常集于核中央,纵切面上呈毛虫样,横切面上呈枭眼状。

4. 大叶性肺炎(灰色肝样变期)　肺泡腔内充满大量中性粒细胞和纤维素性渗出物,肺泡明显实变,肺泡壁受挤压变窄。

5. 小叶性肺炎　病灶以细支气管为中心,管腔内及其邻近肺泡腔内可见大量中性粒细胞浸润,部分细支气管黏膜上皮坏死脱落,病灶附近肺泡代偿性扩张。

三、病例讨论

1. 患者,男性,60 岁。近两年来因劳累或情绪改变等影响,反复出现胸骨后疼痛,休息及服用药物可以缓解。2 小时前与他人吵架后出现心前区持续性疼痛,进行性加重,服用药物未能缓解。急诊入院诊断:心肌梗死。

讨论题:请根据学过的病理学知识,试分析患者疾病的发生、发展过程。

2. 患者,男性,15 岁。6 个月前有发热、寒战、咳嗽、胸痛及心慌。于入院前 1 个月出现心慌气短、咳嗽、胸痛加剧,腹部逐步胀大、尿少、色黄。体格检查发现皮肤及巩膜黄染,心界扩大,各瓣膜区可听到舒张期和收缩期的杂音,腹部膨隆,有移动性浊音。患者入院 2 天后死亡。

尸体解剖:心脏体积增大,左、右心室均明显扩张,乳头肌及肉柱扁平,于二尖瓣、三尖瓣及主动脉瓣的闭锁缘上均见一排细颗粒状、大小均匀、灰黄色半透明的赘生物,排列整齐,不易脱落。

讨论题:

(1) 请根据学过的病理知识,作出死者疾病的病理诊断,并说出它们的相互关系。

(2) 解释死者生前为什么出现心慌气短、腹部逐步胀大、尿少、色黄,心界扩大,各瓣膜区可听到舒张期和收缩期的杂音,腹部膨隆,有移动性浊音的症状和体征。

四、实验作业

1. 描述高血压性心脏、肾脏的肉眼观察大体形态。

2. 绘制动脉粥样硬化、风湿性心肌炎、大叶性肺炎灰色肝样变期的显微镜下图(选择其一)。

(陈永林)

实践六　常见疾病(二)

一、目的与要求

学会识别消化性溃疡病、各型病毒性肝炎、肝硬化、急性肾小球肾炎、急进性肾小球肾炎、慢性肾小球肾炎、肺结核病和细菌性痢疾的病理变化形态特点。

二、实验内容

(一) 大体标本观察

1. 慢性胃溃疡　胃小弯近幽门侧有一直径2.2cm大小近圆形的溃疡病灶,溃疡与周围组织界限清楚,溃疡边缘整齐,略高起,溃疡底部平坦。

2. 急性重型病毒性肝炎　肝脏体积明显缩小,重量减轻,被膜皱缩,边缘薄而锐。切面呈土黄色或红褐色,部分区域呈红黄相间。

3. 门脉性肝硬化　肝脏体积缩小,重量减轻,质地坚韧,表面呈结节状,多数结节为小绿豆大。切面也可见大量圆形或小圆形的小结节,大小相仿,小结节的周围有细窄的灰白色结缔组织包绕,有的结节呈浅褐黄色,系为胆色素着色。

4. 急性弥漫性增生性肾小球肾炎　肾肿大,暗红色,表面光滑,包膜紧张、无粘连。切面可见皮髓质分界清晰,皮质略厚。肾表面与切面可见小出血点。

5. 慢性肾小球肾炎　肾明显缩小、灰白色,质地变硬,重量减轻,表面细颗粒状,包膜粘连。切面皮质变薄,皮质、髓质交界不清。

6. 原发性肺结核　儿童肺,右肺上叶近胸膜处有约1.5cm原发结核病灶,同侧肺门淋巴结肿大,并有干酪样坏死。

7. 慢性纤维空洞型肺结核　肺内可见多个厚壁空洞,以肺上叶较多。空洞大小不一,形态不规则,洞壁厚,壁内有干酪样坏死灶。近胸膜处空洞突破胸膜,引起气胸。可见右肺纤维化及肺不张。

8. 细菌性痢疾　乙状结肠一段。肠黏膜表面有一灰色膜状物,粗糙、无光泽,即假膜。病变范围广泛,部分假膜脱落,形成表浅溃疡。

（二）病理切片观察

1. 慢性胃溃疡　自溃疡表面向深部逐层观察，溃疡处黏膜已缺失，可见渗出的少量纤维素及中性粒细胞，其下为一薄层红染的无结构的坏死组织，下接大量肉芽组织及瘢痕，浆膜层血管扩张、充血。

2. 急性普通型肝炎　肝细胞广泛变性，肝细胞索排列紊乱、拥挤，致使肝窦受压变窄，小叶间汇管区见少量淋巴细胞及单核细胞浸润。肝小叶内多数肝细胞胞质疏松、淡染，部分肝细胞体积大，圆形，胞质气球样变，包膜下少数肝细胞嗜酸性变，小叶内也可见散在肝细胞坏死灶，其内可见中性粒细胞浸润。

3. 门脉性肝硬化　肝小叶结构破坏，有假小叶形成。假小叶内肝细胞排列紊乱，中央静脉缺如或偏位，甚至出现汇管区。假小叶周围纤维间隔较狭窄，有淋巴细胞浸润。

4. 急性弥漫性增生性肾小球肾炎　大量肾小球体积增大，细胞增多、密集，肾小管上皮细胞肿胀，可见细胞水肿变性、细胞内玻璃样变，管腔内可见管型，肾小球与肾球囊内可见中性粒细胞和红细胞渗出，肾间质血管扩张充血。

5. 弥漫性硬化性肾小球肾炎　大量肾小球不同程度萎缩、纤维化及玻璃样变，并彼此靠拢，所属肾小囊、肾小管亦萎缩。部分肾小球体积增大，毛细血管扩张，所属肾小管亦扩张。肾间质纤维组织增生，淋巴细胞和浆细胞浸润。

6. 结核结节　组织中有大量结节状病灶，结节状病灶中央可见红染颗粒状无结构的干酪样坏死物及多核巨细胞。巨细胞胞质丰富，其中有多个细胞核，细胞核呈马蹄状或环状排列。结节外围还可见大量的类上皮细胞、成纤维细胞和淋巴细胞。

7. 细菌性痢疾　肠黏膜上皮及腺体大片消失，由无结构的坏死物质及纤维素构成，黏膜层、肌层有大量炎细胞浸润。

三、病例讨论

患者，男性，40岁。腹胀、下肢水肿6个月入院。患者半年前开始厌食，腹胀，腹部逐渐膨隆，大便溏泻，反复鼻出血，下肢水肿。10年前曾患乙型肝炎，经常性饮酒16年。

体格检查：巩膜黄染，颈前、胸前可见蜘蛛痣10余枚。腹部膨隆，软，无压痛，脾大质硬，肝未触及，移动性浊音（+）。脐周浅静脉曲张，呈海蛇头现象。双下肢中度凹陷性水肿。

实验室检查：血常规：乙肝五项（HBsAg、抗-HBs、HBeAg、抗-HBe、抗-HBc）均（+），白蛋白28g/L（正常值40～55g/L），球蛋白42g/L（正常20～30g/L），白/球蛋白比0.66（正常1.1～2.5）总胆红素21μmol/L（正常3.5～17μmol/L），谷丙转氨酶96U（正常1～40U）。

讨论题：（1）请根据学过的病理知识，作出患者疾病的病理诊断，并列出其诊断依据。

（2）解释脐周出现海蛇头现象的原理。

（3）患者的疾病如果继续发展，后果如何？

四、实验作业

绘制慢性胃溃疡、急性普通型肝炎和门脉性肝硬化的显微镜下图（选择其一）。

（陈永林）

附　录

病理学基本检验技术

病理学检验技术就是研究应用科学的方法,手段和工具,探讨疾病发生发展的规律。本章介绍传统病理学基本检验技术,包括病理大体标本制作技术(福尔马林固定技术),石蜡组织制片技术,普通染色技术(苏木精-伊红染色技术)。

一、病理大体标本制作技术

病理大体标本是指供肉眼观察的活检,尸检及实验动物之病变组织或器官,简称大体标本。病理大体标本制作技术是指将标本固定,修整,封装及保存的技术。

大体标本的固定应争取尽早,取下后立即或尽快固定,防止组织或器官发生自溶(细胞自身释放的溶酶体酶引起自身的破坏,从而破坏正常结构)或腐败(发生细菌的繁殖引起)等死后变化。固定的目的就是尽量保持与活体时相似的形态结构及物质成分特征。及时充分的固定是制作良好组织切片的基础,如果固定不良,在以后的制片过程中也无法纠正。

下面只介绍一般常用的福尔马林固定技术。

(一) 固定原则

①固定标本的容器宜宽大,口不宜过小;②固定液的量要充分,一般应为标本总体的 4 ~ 10 倍;③固定的时间一般为 2 ~ 7 天;骨及骨肿瘤标本因其密度较大,固定一般需 2 ~ 3 周;较大的标本如整个脏器的固定,一般需 2 周左右;④先配制固定液,再将标本放入固定液中。

(二) 固定液配制

固定液是指用于固定组织的化学物质。一般大体标本常用的固定和保存液多选用 4% 中性甲醛液,其渗透组织的能力为 1mm/h。市售甲醛原液浓度为 37% ~ 40%,又称福尔马林;作为固定液用的是 10% 的福尔马林,即只含有 4% 的甲醛,配制方法是取市售的甲醛 1 份加 9 份水。此方法的优点是经济,简便及易行,因此被广泛采用;但存在缺点,不能保存标本原来的色泽,如深红色出血灶经其固定后变为棕黑色;暗红色或紫红色的脏器固定后变为灰白色或灰红色。

配制固定液时,浓度不能过高或过低。若过高使标本表层迅速硬化,形成硬壳,妨碍固定液向标本内部渗透,导致内部固定不良;若过低则起不到固定作用,造成组织的自溶或腐败。

(三) 固定注意事项

为了达到较好的固定效果,应注意以下几点:①一个容器内不要放置太多的标本,避免相互重叠和挤压;②防止标本与容器内壁接触,必要时可在容器内垫衬脱脂棉;③新鲜的标

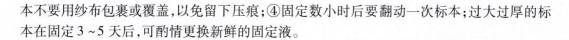

本不要用纱布包裹或覆盖,以免留下压痕;④固定数小时后要翻动一次标本;过大过厚的标本在固定 3 ~ 5 天后,可酌情更换新鲜的固定液。

二、病理组织制片技术

病理学上在判断疾病过程中机体发生的病理变化时,除肉眼观察外,还要观察组织结构和细胞形态上的变化,因而采用将获得的组织或器官制成可供显微镜观察的切片技术,这一技术称为病理学组织制片技术。

本节介绍最常用的石蜡组织制片技术,包括组织的取材、固定、脱水、透明、浸蜡、包埋、切片及染色。

(一) 取材

取材是指将待检标本按照病理检查目的和要求,在适当部位切取一定大小和数量的组织块的方法。组织块的切取大小一般为(1.0 ~ 1.5cm)×1.0cm×(0.2 ~ 0.3cm),关键是厚度,厚薄要基本一致。取材是病理制片的第一步,取材准确与否直接关系到制片的质量和病理诊断。

(二) 固定

同病理大体标本制作技术,内容略。

(三) 脱水

脱水是指将组织内的水分用某些化学试剂置换出来的过程。脱水前为了去掉未与组织结合的固定剂及沉淀物,要将标本进行流水冲洗。故标本经固定和水洗后含大量水分,水与透明剂不能混溶,因此在组织透明之前必须经过脱水环节。

石蜡制片中一般使用不同浓度的乙醇进行脱水。具体方法是从低浓度依次向高浓度过度,依次为 70%、80%、95% Ⅰ,95% Ⅱ,无水乙醇 Ⅰ,无水乙醇 Ⅱ,使用的脱水剂的量为组织块的 20 ~ 50 倍,组织在每种浓度乙醇中放置的时间一般为 20 ~ 120min,在无水乙醇中不能放置时间过长,否则使组织收缩和变硬,不利于切片。

(四) 透明

透明是指用二甲苯等透明剂将组织中的脱水剂置换出来,以利于浸蜡和包埋,因组织浸入透明剂后呈半透明状,故称透明。最常用的透明剂是二甲苯。具体方法是直接浸入透明剂中,经过 2 ~ 3 次的置换即可,一般活检标本透明时间为 15 ~ 30min。

(五) 浸蜡与包埋

浸蜡与包埋是指标本经过前期处理后,置入熔化的石蜡内埋入和包裹的过程。常规制作普遍采用熔点为 56 ~ 58℃的石蜡。具体方法常需经过 2 ~ 3 次石蜡浸渍才能达到充分浸蜡。在第一次浸蜡的石蜡中加入少量二甲苯或用低熔点的软蜡,之后再浸入高熔点的硬蜡,以提高组织硬度,便于组织切片。一般全过程 2 ~ 3h。

(六) 切片

组织经石蜡包埋后制成的蜡块,用切片机制成切片的过程称为石蜡切片法。石蜡切片是目前各种切片制作方法中最常用及最普遍的一种方法。具体方法是:①修切蜡块,即切去组织周围过多的石蜡,一般留下约 2mm 的蜡边为宜;②准备毛笔,记号笔,镊子,清洁载玻片,45℃水箱展片仪,60℃的恒温烤箱等用物;③用切片机连续切片切出蜡带,切片厚度一般为 4 ~ 6μm;④左手用毛笔将蜡带下端轻轻托起,右手用镊子夹起蜡带,将其正面向上放入展片仪水箱内;⑤待蜡带展平后,用载玻片分片和捞片;⑥在载玻片左侧写上编号;⑦将载玻片放入60℃的恒温烤箱烘烤30min。

三、病理组织切片染色技术

染色是指用染液对组织切片进行处理,是组织中的不同成分被染上相应的颜色,产生不同的折射率,以利于光镜观察和分析。病理组织切片如未经染色,用光学显微镜观察只能见到细胞及其他组织的简单轮廓,而不能辨认细节。

本节只介绍普通染色技术。

普通染色就是指苏木精-伊红染色,因是组织制片技术中最常用的染色方法而得名,又称常规染色。取苏木精(Haematoxylin)和伊红(Eosin)两个英文字头,简称为"HE"染色。HE染色基本原理:①细胞核染色:细胞核内的染色质带有负电荷呈酸性,很容易与带正电荷呈碱性的苏木精以离子键或氢键结合而被染色;②细胞质染色:细胞质内主要成分是蛋白质,伊红是一种化学合成的酸性染料,在水中离解成带负电荷的阴离子,与蛋白质的氨基结合而使细胞质染色。

(一)具体方法

(1)二甲苯脱蜡:石蜡切片必须先用二甲苯除去切片中的石蜡,以使染料易进入细胞和组织。染色后二甲苯起透明切片的作用,以利于光线通过。

(2)酒精脱二甲苯:酒精由高浓度向低浓度作用,洗脱用于脱蜡的二甲苯,使水能进入细胞和组织中。

(3)水洗及染色:在脱蜡经酒精处理后,用水洗切片,使切片中进入水,使苏木精染液进入细胞核中,使细胞核染色。

(4)分化:苏木精染色之后,用水洗除去未结合在切片中的染液,但是在细胞核中结合过多的染料和细胞质中吸附的染料必须用分化液1%盐酸酒精脱去,才能保证细胞核和细胞质染色的分明,把这个过程称为染色的分化作用。

(5)蓝化:分化之后苏木精在酸性条件下处于红色离子状态,在碱性条件下则处于蓝色离子状态,而呈蓝色。所以分化之后用水洗除去酸而中止分化,再用弱碱性水使苏木精染上的细胞核变成蓝色,称蓝化作用。

(6)酒精脱水:酒精由低浓度向高浓度作用,逐渐脱去组织中的水分。

(7)二甲苯透明:二甲苯进入细胞,组织切片透明后利于光线的透过,在显微镜下显示清晰的细胞和组织结构。

(8)封固:中性树胶和盖玻片。

(二)具体染色步骤和程序

1. 脱蜡:二甲苯Ⅰ脱蜡10分钟;二甲苯Ⅱ脱蜡5分钟;

2. 脱二甲苯:无水乙醇洗去二甲苯1分钟×2;95%酒精1分钟;90%酒精1分钟;85%酒精1分钟。

3. 水洗使水入切片:自来水洗2分钟;

4. 苏木精染色:1分钟至5分钟;

5. 水洗去除未结合染液:自来水洗1分钟;

6. 分化去除结合过多的染料和细胞质吸附的染料:1%盐酸酒精20秒;

7. 水洗中止分化:自来水洗1分钟;

8. 碱性液作用蓝化:稀氨水(1%)30秒,自来水或蒸馏水洗1分钟;

9. 伊红染色:20 秒至 5 分钟;

10. 水洗去除未结合染液:自来水洗 30 秒;

11. 脱水:85% 酒精脱水 20 秒;90% 酒精脱水 30 秒;95% Ⅰ 酒精 1 分钟;95% Ⅱ 酒精 1 分钟;无水乙醇 Ⅰ 2 分钟;无水乙醇 Ⅱ 2 分钟。

12. 透明:二甲苯 Ⅰ 2 分钟;二甲苯 Ⅱ 2 分钟;二甲苯 Ⅲ 2 分钟。

13. 封片:中性树胶。

（三）染色结果

细胞核呈蓝色,细胞质,肌肉,结缔组织和红细胞呈不同程度的红色。

（陈永林）

教 学 大 纲

一、课程性质

病理学基础是中等卫生职业教育护理、助产专业一门重要的专业基础课程。本课程的主要内容是阐明疾病的病因、发病机制、发生、发展过程中机体形态结构与代谢和功能的变化、结局和转归等。本课程的任务是使学生通过学习基本的病理和病理生理过程及发生发展规律,学习常见疾病的病理变化和病理临床联系,培养关爱生命、关注健康与疾病和严谨认真的学习和科学研究态度,培养积极对待和正确认识疾病的意识,能够初步运用病理学基本知识分析和解释相关的临床问题,以为后续专业课程的学习奠定扎实的基础。本课程的先修课程包括解剖学基础、生理学基础、病原生物与免疫学基础等;后续课程包括内科护理、外科护理、妇产科护理与儿科护理等。

二、课程目标

通过本课程的学习,学生能够达到下列要求:

（一）职业素养目标

1. 具有良好的职业道德,尊重病人,尊重生命,珍视生命。

2. 具有认真、科学的职业学习与工作的行为习惯。

3. 具有严谨和实事求是的职业实践态度。

（二）专业知识和技能目标

1. 了解病理学和病理生理学的学科性质。

2. 掌握、熟悉疾病时的基本病理和病理生理过程与发生发展规律。

3. 掌握、熟悉临床常见疾病的基本病理变化及病理临床联系。

4. 学会脏器组织形态结构病理变化的肉眼观察及描述方法。

5. 学会使用显微镜观察病理组织切片。

6. 学会初步应用病理知识分析和解释相关的临床问题。

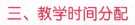

三、教学时间分配

教学内容	学时		
	理论	实践	合计
一、导论	2		2
二、细胞、组织的适应、损伤与修复	5	1	6
三、局部血液循环障碍	5	1	6
四、炎症	5	1	6
五、肿瘤	4	1	5
六、常见疾病	16	4	20
七、水、电解质代谢紊乱	3		3
八、发热	2		2
九、缺氧	2		2
十、休克	2		2
合计	46	8	54

四、课程内容和要求

单元	教学内容	教学要求	教学活动参考	参考学时	
				理论	实践
一、导论	（一）病理学绪论		理论讲授	2	
	1. 病理学概念	掌握	多媒体演示		
	2. 病理学的内容	熟悉	※教学见习		
	3. 病理学在医学中的地位	熟悉			
	4. 病理学的研究方法	掌握			
	（二）病理生理学绪论		理论讲授		
	1. 病理生理学概念	掌握			
	2. 病理生理学的内容	熟悉			
	3. 病理生理学的地位	熟悉			
	4. 病理生理学的学习方法	熟悉			
	（三）疾病概论		理论讲授		
	1. 疾病概述		案例教学		
	疾病的相关概念	掌握	多媒体演示		
	病理过程概念	掌握			
	2. 疾病的原因	了解			
	3. 疾病的共同规律	熟悉			
	4. 疾病的基本机制	了解			
	5. 疾病的经过与转归	熟悉			
二、细胞、组织的适应、损伤与修复	（一）适应		情景教学	5	
	1. 萎缩		理论讲授		
	2. 肥大		案例教学		

169

单元	教学内容	教学要求	教学活动参考	参考学时	
				理论	实践
	3. 增生		多媒体演示		
	4. 化生				
	各概念	掌握			
	各类型	熟悉			
	各病理变化	熟悉			
	影响及结局(化生的意义)	了解			
	(二) 损伤				
	1. 可逆性损伤—变性				
	变性的概念	熟悉			
	细胞水肿、脂肪变性、玻璃样变性的概念	掌握			
	病理变化	熟悉			
	原因及机制、影响及结局	了解			
	2. 不可逆性损伤—坏死				
	概念、基本病理变化、类型	掌握			
	结局	熟悉			
	(三) 损伤的修复				
	1. 修复的概述				
	再生:				
	概念	熟悉			
	细胞的再生能力	了解			
	纤维性修复	熟悉			
	修复的完成	了解			
	2. 肉芽组织:				
	概念、形态特点及功能	掌握			
	结局	熟悉			
	瘢痕组织:				
	概念	掌握			
	形态及作用	了解			
	3. 创伤愈合				
	概念	了解			
	皮肤创伤愈合:				
	愈合过程	了解			
	愈合类型	熟悉			
	骨折的愈合:				
	愈合过程	熟悉			
	4. 影响创伤愈合的因素	了解			
	实践1 细胞、组织的适应、损伤与修复	学会大体标本观察	技能实践		1

续表

单元	教学内容	教学要求	教学活动参考	参考学时	
				理论	实践
	学会病理切片观察				
三、局部血液循环障碍	（一）充血和淤血		情景教学理论讲授案例教学多媒体演示	5	
	1. 充血				
	概念、病理变化	熟悉			
	类型及原因、影响及结局	了解			
	2. 淤血				
	概念、原因	掌握			
	病理变化、影响及结局、重要器官淤血：肺淤血、肝淤血	熟悉			
	（二）出血				
	1. 类型及原因	了解			
	2. 病理变化	熟悉			
	3. 影响及结局	了解			
	（三）血栓形成				
	1. 概念	掌握			
	2. 形成的条件及机制	掌握			
	3. 形成过程及形态	了解			
	4. 形成的结局	熟悉			
	5. 对机体的影响	熟悉			
	（四）栓塞				
	1. 概念	掌握			
	2. 栓子的运行途径	掌握			
	3. 栓塞的类型及后果	了解			
	（五）梗死				
	1. 概念	掌握			
	2. 原因	了解			
	3. 形态特征	熟悉			
	4. 类型	熟悉			
	5. 对机体的影响	了解			
	实践2　局部血液循环障碍	学会大体标本观察学会病理切片观察	技能实践		1
四、炎症	（一）炎症概述		情景教学理论讲授案例教学多媒体演示	5	
	1. 概念	掌握			
	2. 原因	了解			
	3. 基本病理变化	掌握			

续表

单元	教学内容	教学要求	教学活动参考	参考学时	
				理论	实践
	4. 局部表现和全身反应				
	局部表现	掌握			
	全身反应	熟悉			
	5. 意义	熟悉			
	6. 分类	了解			
	（二）急性炎症				
	1. 急性炎症过程中的血管反应	熟悉			
	2. 急性炎症过程中的白细胞反应	掌握			
	3. 炎症介质在炎症过程中的作用	了解			
	4. 急性炎症的病理学类型	掌握			
	5. 急性炎症的结局	熟悉			
	（三）慢性炎症				
	1. 概念、原因及类型	熟悉			
	2. 一般慢性炎症	熟悉			
	病理变化特点				
	3. 肉芽肿性炎				
	概念	掌握			
	机制及原因、病理变化特点	了解			
	实验3　炎症	学会大体标本观察 学会病理切片观察	技能实践		1
五、肿瘤	（一）肿瘤的概念	掌握	情景教学 理论讲授 案例教学 多媒体演示	4	
	（二）肿瘤的形态	掌握			
	（三）肿瘤的分化与异型性				
	1. 分化及异型性概念	掌握			
	2. 异型性表现	熟悉			
	（四）肿瘤的生长	掌握			
	（五）肿瘤的扩散	掌握			
	（六）肿瘤对机体的影响	熟悉			
	（七）良、恶性肿瘤的区别	掌握			
	（八）肿瘤的命名和分类				
	1. 肿瘤的命名				
	一般命名原则				
	良性命名原则	掌握			
	恶性命名原则	了解			
	癌和肉瘤的概念	掌握			

| 单元 | 教学内容 | 教学要求 | 教学活动参考 | 参考学时 ||
				理论	实践
	癌与肉瘤的区别	了解			
	特殊命名原则	了解			
	2. 肿瘤的分类	了解			
	（九）癌前病变、异型增生和原位癌				
	1. 癌前病变				
	概念	掌握			
	常见的癌前病变	掌握			
	2. 异型增生	熟悉			
	3. 原位癌	掌握			
	（十）肿瘤的原因和发生基本机制				
	1. 肿瘤的原因	了解			
	2. 肿瘤的发生基本机制	了解			
	实验4　肿瘤	学会大体标本观察学会病理切片观察	技能实践		1
六、常见疾病	（一）动脉粥样硬化		情景教学理论讲授案例教学多媒体演示	16	
	1. 概念	熟悉			
	2. 病因和发病机制	了解			
	3. 基本病理变化	掌握			
	4. 冠状动脉粥样硬化及冠状动脉粥样硬化性心脏病				
	冠状动脉粥样硬化	掌握			
	冠状动脉粥样硬化性心脏病：				
	心绞痛	掌握			
	心肌梗死	掌握			
	心肌纤维化	了解			
	冠状动脉性猝死	了解			
	（二）良性高血压				
	1. 概念	熟悉			
	2. 病因和发病机制	了解			
	3. 病理变化及病理临床联系	掌握			
	（三）风湿病				
	1. 概念	熟悉			
	2. 病因和发病机制	了解			
	3. 基本病理变化	掌握			
	4. 风湿性心脏病	熟悉			
	（四）肺炎				

单元	教学内容	教学要求	教学活动参考	参考学时	
				理论	实践
	1. 概念	熟悉			
	2. 细菌性肺炎				
	大叶性肺炎：				
	概念	熟悉			
	病因及发病机制	了解			
	病理变化及病理临床联系	掌握			
	结局和并发症	熟悉			
	小叶性肺炎：				
	概念	熟悉			
	病因及发病机制	了解			
	病理变化	掌握			
	病理临床联系	掌握			
	结局及并发症	熟悉			
	3. 病毒性肺炎				
	概念	熟悉			
	病理变化及病理临床联系				
	病因及发病机制、结局	了解			
	（五）慢性阻塞性肺疾病				
	1. 概念	熟悉			
	2. 慢性支气管炎				
	概念	熟悉			
	病因及发病机制	了解			
	病理变化、病理临床联系、结局及并发症	熟悉			
	3. 肺气肿				
	概念	熟悉			
	病因及发病机制	了解			
	病理变化、病理临床联系、结局及并发症	熟悉			
	（六）慢性肺源性心脏病				
	1. 概念	熟悉			
	2. 病因及发病机制	了解			
	3. 病理变化、病理临床联系及结局	了解			
	（七）消化性溃疡病				
	1. 概念	熟悉			
	2. 病因及发病机制	了解			
	3. 病理变化、病理临床联系	掌握			
	4. 结局及并发症	熟悉			
	（八）病毒性肝炎				
	1. 概念	熟悉			

单元	教学内容	教学要求	教学活动参考	参考学时	
				理论	实践
	2. 病因、发病机制及传染途径	了解			
	3. 基本病理变化				
	4. 临床病理类型	掌握			
	普通型：				
	急性普通型				
	病理变化				
	病理临床联系	熟悉			
	结局	熟悉			
	慢性普通型	了解			
	病理变化				
	结局	了解			
	重型：				
	急性重型				
	病理变化	熟悉			
	病理临床联系	熟悉			
	结局	了解			
	亚急性重型				
	病理变化	了解			
	结局	了解			
	（九）门脉性肝硬化				
	1. 肝硬化概念	熟悉			
	2. 门脉性肝硬化				
	病因及发病机制	了解			
	病理变化	掌握			
	病理临床联系	掌握			
	（十）原发性肾小球肾炎				
	1. 概念	熟悉			
	2. 病因及发病机制	了解			
	3. 基本病理变化	掌握			
	4. 临床表现	熟悉			
	5. 常见病理类型				
	急性弥漫性增生性肾小球肾炎：				
	病理变化	熟悉			
	病理临床联系	熟悉			
	结局	了解			
	急进性肾小球肾炎：				

右上角：续表

单元	教学内容	教学要求	教学活动参考	参考学时	
				理论	实践
	病理变化	熟悉			
	病理临床联系	熟悉			
	结局	了解			
	慢性肾小球肾炎:				
	病因	了解			
	病理变化	熟悉			
	病理临床联系	熟悉			
	结局	了解			
	（十一）结核病				
	1. 概念	熟悉			
	2. 病因及发病机制	了解			
	3. 基本病理变化	掌握			
	4. 转化规律	熟悉			
	5. 原发性肺结核病				
	病理变化	熟悉			
	转归	了解			
	6. 继发性肺结核病				
	特征	了解			
	类型	了解			
	（十二）细菌性痢疾				
	1. 概念	熟悉			
	2. 病因及发病机制	了解			
	3. 病理变化及病理临床联系:				
	急性细菌性痢疾	了解			
	中毒性细菌性痢疾	了解			
	慢性细菌性痢疾	了解			
	实践5　常见疾病（一）	学会大体标本观察	技能实践		4
	实践6　常见疾病（二）	学会病理切片观察			
七、水、电解质代谢紊乱	（一）水、钠代谢紊乱		情景教学理论讲授案例教学	3	
	1. 脱水:高渗性脱水、低渗性脱水、等渗性脱水				
	概念	掌握			
	原因和机制、对机体的影响	熟悉	多媒体演示		
	防治的病理生理基础	了解			
	2. 水肿:				
	概念	掌握			

续表

单元	教学内容	教学要求	教学活动参考	参考学时	
				理论	实践
	发生机制、水肿的病理变化、对机体的影响	熟悉			
	（二）钾代谢紊乱				
	1. 低钾血症				
	2. 高钾血症				
	概念	掌握			
	原因和机制、对机体的影响	熟悉			
	防治的病理生理基础	了解			
八、发热	（一）概述	掌握	情景教学	2	
	（二）原因	熟悉	理论讲授		
	（三）发生机制	熟悉	案例教学		
	（四）分期和特征	掌握	多媒体演示		
	（五）分型	熟悉			
	（六）机体代谢和功能的变化	熟悉			
	（七）防治的病理生理基础	了解			
九、缺氧	（一）概念	掌握	情景教学	2	
	（二）常用的血氧指标及其意义	熟悉	理论讲授		
	（三）类型		案例教学		
	乏氧性缺氧、血液性缺氧、循环性缺氧、组织性缺氧		多媒体演示		
	概念	掌握			
	原因	熟悉			
	血氧指标变化	熟悉			
	病理临床联系	熟悉			
	（四）机体代谢和功能变化	熟悉			
	（五）防治病理生理基础	了解			
十、休克	（一）概念	掌握	情景教学	2	
	（二）原因	熟悉	理论讲授		
	（三）分类	了解	案例教学		
	（四）休克的微循环发生机制及过程	掌握	多媒体演示		
	（五）机体代谢和功能变化	熟悉			
	（六）防治病理生理基础	了解			

五、说明

（一）教学安排

本教学大纲主要供中等卫生职业教育护理、助产专业教学使用，第二学期开设，总学时为 54 学时，其中理论教学 46 学时，实践教学 8 学时。学分为 2 学分。

（二）教学要求

1. 本课程对理论部分教学要求分为掌握、熟悉、了解 3 个层次。掌握：指对基本知识、基本理论有较深刻的理解和认识，并可以综合地运用所学的知识分析和解决一定的临床常见实际问题。熟悉：指能够领会概念、机制等的基本含义与内容。了解：指对基本知识、基本理论能有一定的认识，能够记忆所学的知识要点。

2. 本课程在实践技能方面要求为学会层次。学会：指在教师的指导下，能初步完成对病理大体标本的肉眼观察和病理切片的显微镜下观察。

（三）教学建议

1. 本课程依据初级护士、初级助产士岗位的工作任务、职业能力要求，强化理论实践一体化，突出"做中学、做中教"的职业教育特色，根据培养目标、教学内容和学生的学习特点以及全国护士执业资格考核要求，提倡情景教学、案例教学、多媒体演示及网络教学等方法，通过教师良好地教学实施与开展，将学生的自主学习、合作学习和教师引导教学等教学组织形式有机结合。

2. 教学过程中，可通过布置预习、提问测验、阶段理论考试及技能小过关测评等多种形式，对学生的学习情况进行综合考评。应体现评价主体的多元化，评价过程的多元化，评价方式的多元化。评价内容不仅关注学生对知识的理解和掌握，更要关注知识对专业岗位实践工作能力的培养，即关注学生所学知识的实践应用能力与解决临床实际问题的水平，重视护理、助产职业素质的养成。

中英文名词对照索引

参 考 文 献

1. 王志敏.病理学基础.第 2 版.北京:人民卫生出版社,2008
2. 李玉林.病理学.第 8 版.北京:人民卫生出版社,2013
3. 陈杰,李甘地.病理学.第 2 版.北京:人民卫生出版社,2010
4. 王恩华.病理学.北京:高等教育出版社,2003
5. 吴和平.病理生理学.北京:高等教育出版社,2006
6. 陈命家,丁运良.病理学与病理生理学.第 3 版.北京:人民卫生出版社,2014
7. 王建枝,殷莲华.病理生理学.第 8 版.北京:人民卫生出版社,2013
8. 杨德兴.病理学与病理生理学.北京:人民卫生出版社,2013
9. 步宏.病理学与病理生理学.第 3 版.北京:人民卫生出版社,2012
10. 王斌,陈命家.病理学与病理生理学.第 6 版.北京:人民卫生出版社,2009
11. 胡野.疾病学基础.北京:人民卫生出版社,2013
12. 靳晓丽.病理学基础.北京:高等教育出版社,2005
13. 王志敏,王永实.病理学基础.北京:中国中医药出版社,2013
14. 曾祥麟.病理学基础.第 2 版.北京:高等教育出版社,2010
15. 吴继锋.病理学.第 2 版.北京:人民卫生出版社,2006
16. 黄敬堂.病理学基础.第 3 版.郑州:河南科学技术出版社,2011
17. 赵卫星,吴淑华.病理学.北京:人民军医出版社,2009
18. 刘彤华.诊断病理学.第 3 版.北京:人民卫生出版社,2013
19. 陈命家.病理学.北京:人民卫生出版社,2004
20. 金惠铭.病理学与病理生理学.第 8 版.北京:人民卫生出版社,2013
21. 李玉林.病理学.第 7 版.北京:人民卫生出版社,2008
22. 姜元庆.病理检验技术.北京:人民卫生出版社,2002
23. 梁晓俐.病理学基础与实验技术.北京:军事医学科学出版社,2003